TINY TRAUMAS

微小创伤

让你疲惫的不是远方的高山，而是鞋子里的一粒细沙

［英］梅格·阿罗尔（Meg Arroll）/ 著
邓育渠 / 译

中国出版集团
中 译 出 版 社

Tiny Traumas by Dr Meg Arroll

著作权合同登记号　图字 01-2023-5980 号

图书在版编目（CIP）数据

微小创伤 /（英）梅格·阿罗尔著；邓育渠译 . --
北京 : 中译出版社 , 2024.3
书名原文 : TINY TRAUMAS
ISBN 978-7-5001-7677-0

Ⅰ . ①微… Ⅱ . ①梅… ②邓… Ⅲ . ①精神疗法
Ⅳ . ① R749.055

中国国家版本馆 CIP 数据核字 (2024) 第 020002 号

微小创伤
WEIXIAO CHUANGSHANG

著　　者：[英] 梅格·阿罗尔（Meg Arroll）
策划编辑：费可心
责任编辑：贾晓晨
营销编辑：白雪圆　郝圣超
版权支持：马燕琦

出版发行：中译出版社
地　　址：北京市西城区新街口外大街 28 号 102 号楼 4 层
电　　话：（010）68002494（编辑部）
邮　　编：100088
电子邮箱：book@ctph.com.cn
网　　址：http://www.ctph.com.cn

印　　刷：北京中科印刷有限公司
经　　销：新华书店
规　　格：880 mm × 1230 mm　1/32
印　　张：11
字　　数：206 千字
版　　次：2024 年 3 月第 1 版
印　　次：2024 年 3 月第 1 次印刷

ISBN 978-7-5001-7677-0　　　　定价：68.00 元

献给我温柔善良的爸爸。

——亲爱的爸爸，我想你了。

推荐序

作为一名临床精神心理科医生，我们往往更关注病人在疾病发生前经历过哪些创伤，包括童年曾遭受过的创伤、当下承受着的学习工作压力，抑或是情感创伤，等等，这些创伤往往被认为是疾病发生的主要诱因。但本书的作者则采用了全新的视角，提醒我们更应该关注日常生活中的“小 T 创伤”，并形象地将其比喻为：不如期偿还信用卡所产生的滚雪球般的利息，日积月累反复受伤造成的心理淤泥等；如果我们漠视小 T 创伤带来的负面影响，便会带来更严重的心理疾病后果。

本书作者科学地阐述了关注微小创伤的重要性，那就是对很多人来说，“小 T 创伤”比大 T 创伤更加难以治愈。作者更加关注“小 T 创伤”，就像是临床医生更加关注疾病，而忽视了亚健康的危害。这也是本书的重点，即痛苦和失衡的情绪体验。

书中指出“小 T 创伤”会出现在人生中的某个阶段而不被

注意，然而往往在多年后会得到强化，进而形成不良的心理模式或行为模式。作者还就常见的小 T 创伤进行细致的阐述，以期帮助读者更加深刻地了解，小 T 创伤普遍存在于我们人生的不同阶段。通过案例分析一步一步阐述小 T 创伤在生活中是如何影响人的情绪和行为的。其中的主题包括：童年时期的小 T 创伤，学生时期的小 T 创伤，人际关系中的小 T 创伤，工作中的小 T 创伤，社会的小 T 创伤，虚拟世界的小 T 创伤，孤独感、替代性创伤、焦虑、完美主义、进食困扰、爱情的小 T 创伤以及睡眠困扰等。

书中提出小 T 可以让我们形成情绪抗体，从而强化我们的心理免疫系统。作者引导读者学习觉察自己遭遇的小 T，并利用它们提高我们的心理免疫力。作者结合自己 20 多年的研究和心理咨询实践经验，通过真实的咨询案例，就不同的小 T 主题，运用生动易懂的语言为我们阐述解决问题的方法——三 A 法则，即觉知 – 接纳 – 行动。书中针对不同主题的小 T 创伤，融合暴露疗法、系统脱敏疗法，积极心理学、艾利斯合理情绪疗法，ASK 苏格拉底辩论法等心理学方法进行心理健康指导。书中既有科学的理论分析，又有实用的自助方法，对于经历微小心理创伤的人或是心理咨询从业者，都是一本值得阅读的专业书籍。

最后，衷心希望我们每个人都应该先学会自我觉察，“想一想，有什么事件或经历，以一种重要的方式影响或改变了你，但你认为它不够严重，不值得提及？”问一问自己，找到并治愈它……

颜峰
北京回龙观医院心身医学科病区主任
精神科副主任、国家二级心理咨询师
2023年11月

序　言

其实不算是什么大事，也没什么大不了的，你也无法确切地找出问题根源，但不知何故你还是觉得，有所欠缺——无精打采、被区别对待、不受欢迎。你有一个温暖的家庭，工作也还不错（毕竟也没失业），也有一些朋友。你三餐不缺，有温暖的居所，在需求层次中，你处于一个还算不错的位置。但不知何故，你觉得这还不够……幸福。"社会"不是一直在通过我们的父母、老师、朋友、公司，乃至你触目所及的一切事物，不断地给我们设定目标，让我们追求幸福吗？

你在生活中并没有碰到多么糟糕的事……但这正是问题所在：人们教导我们要忽略那些"小 T 创伤"（Tiny T trauma）①，而正是这些创伤形成了忧郁的暗流和焦虑的火花，不知不觉地在我们的内心留下空洞，所有这些都衬托出别人完美的生活影像。

① 小 T 创伤（Tiny T trauma）：又称"关系创伤"或"累积创伤"。——编者注

我的绝大多数客户在早期生活中，都没有遭受过任何重大的创伤——没有遭受过性虐待或身体虐待，也没有生活在战区，或者承受过丧亲之痛。但是，早期经历往往给他们留下了种种小伤痕和小疙瘩。那些无处不在的社会规范教导我们，让我们“保持冷静，继续前行”，让我们几乎无法觉察到这些小伤口，它们就像信用卡的利息一样，在我们情绪内核的深处越积越多。最终，这些心理淤泥会对我们的幸福产生影响——尽管这可能（还）不是全部原因——但我们中的许多人，都能感受到它的引力，在它的作用下，我们感到疲劳，产生低水平焦虑，并缺乏信心。如果我们不去关注，漠视小 T 创伤，任其发展，这会导致许多现代身心健康问题的产生。

幸运的是，我们大多数人没有反复经历过大 T 创伤（Big T trauma），或者说，至少没有经历过可能导致心理疾病的多重创伤和虐待。

不可否认，我们在未来将会失去至亲，大约一半的人会离婚，许多人在将来也会遭受身体的病痛，这些大 T 创伤会导致可诊断的心理健康问题，例如焦虑或抑郁。但在现实生活中这样的病例也并不常见。相反，是那些看似不那么残酷的经历——比如亲子关系不融洽、友谊破裂、课堂上遭到羞辱、频繁转学和工作变动导致的不稳定、以成就为取向的文化，或为缓解经济压力而努力等——导致了人们的倦怠感：“努力有什么意义呢？”然而，人们大多数时候感觉有点糟糕、精神萎靡不振、高功能性焦虑（high-functioning anxiety）和非适应性完美主义（maladaptive perfectionism）是家庭医生无法诊断或治疗的症状。这些情况不符合医学百科全书中整齐划一的标准，当医生询问你在过去一年中，是否有过任何重大生活变故时，你的回答很可能是“没有”。因此，人们的生活虽然没什么大问题，但却如同漂浮在大海中，一直虚耗着生命——因为我们并没有认识到小 T 创伤的潜在影响。

正是这些小事，才让生命具有意义——但也正是这些日常小事，耗尽了我们生命的活力、灵感和潜能。然而，如果我们意识到自己遭遇的小 T 创伤，就可以利用它们，通过它们建立起强大的心理免疫屏障，这样将来我们遇到大 T 创伤的时候，也就不会受到致命性的影响。

生命弥足珍贵，比你现在所认为的更重要。到本书结束时，你不仅会开始相信这一点，而且那些日常的焦虑和挫折也将逐渐消失。相信我，我是一名心理学家——但不是你们想象中的那种心理学家。我没有精神分析师催眠用的躺椅，没有胡须，没有评头论足的点头，因为在我们的遭遇、错误甚至最黑暗的想法中，我们也无须感到羞耻。本书所述是我从业 20 多年的研究和实践经验中了解到的真实情况。在提供咨询的时候，我接触的每个人都有某种形式的小 T 创伤，这样的例子数不胜数。

在不经意中，小 T 创伤的种种影响往往会浮现出来，并且是以可识别的方式出现。在本书中，我将与你分享我所识别的小 T 创伤“主题”系列。我之所以使用“主题”这个词，是因为这些现象本身并不是疾病，但它们可以常见的方式给人们造成影响。你可能熟悉其中的一个或一些主题，你也可能觉得你是唯一受到它困扰的人——但是现在，我想在这里告诉你，这些主题或疾病（无论我们如何称呼各章介绍的一系列征兆和症状）确实非常普遍。由于无法从医学上对其进行定义，我不能给你确切的百分比或数字，告诉你多少人有这些感受，但我可以根据自己的经验和观察告诉你：即使你没有各类小 T 创伤主题的困扰，你的亲朋好友也会有。

这些小 T 创伤触发点包括：轻度恐慌，感觉不佳，产生失眠，体重增加和慢性疲劳等健康问题。在指导你处理它们的时候，我肯定会给你提供一些切实可行的方法，这样你就可以重新掌控自己的生活，不再成为小 T 创伤的奴隶。如今，获取专业的心理服务并不那么容易，但我们从研究中得知，通过阅读疗法（bibliotherapy）——就像你现在正做的这样，阅读这本书——就可以帮你减轻一些症状。

所有人都要处理生活中各种棘手的问题，这些问题既复杂，又很常见，所以我们会尽量让这些方法简单易行。为了做到这一点，我们将使用焦点解决（solution-focused）三步法。

三 A 法则：

- 第一步：觉知（Awareness）——找出自己特有的小 T 创伤集群，认识到它是如何通过影响你的生活体验来控制你的生活的。
- 第二步：接纳（Acceptance）——这往往是整个练习过程中最具挑战性的部分，也是我看到许多人试图跳过的阶段——然而，如果无法接纳，小 T 创伤仍然会对你当前的生活产生负面影响。
- 第三步：行动（Action）——仅仅是接纳还不够；你必须采取措施，积极创造自己渴望的生活。

重要的是，至少开始了解这个练习过程的时候，你要按顺序遵循这些步骤。在实践中，我经常看到一些人感到非常沮丧，因为他们直接跳到了第三步的行动方案，这就好比你擦伤了，还没有清洗伤口，就贴上创可贴——污垢和泥沙都被封闭在伤口上，最终导致感染，这无疑是在最初的伤口上雪上加霜。同样地，如果不先觉知到“小 T 创伤”，对生活中发生的事情无法接纳，贸然采取“行动”就会治标不治本。也有些人会注重充分的觉知，特别是那些已经学过一系列心理知识和自助技巧的人，但他们还是会跳过“接纳”阶段，直接从觉知进入行动。这绝不是个例——我们生活在一个快节奏、即时满足的社会中，所以大家都认为，在抖音上花两分钟就能解决问题才是合理的。然而，就像任何其他技能一样，一旦你习惯了这个法则，就会发现，完成这三个阶段反而更加轻松，你也会成为“三 A”大师。

在我们正式开始之前，请注意最后一点。人们往往向我问得最频繁的一个问题是：“这需要多长时间？”——唯一准确的答案是：因人而异。就像身体康复需要时间一样，情感和心理的恢复，也需要我们给予一定的空间和时间。伤口越深，或者用我们的话说，小 T 创伤的数量越多，严重性越大，你可能就需要为康复付出更多的努力。我们要为此工作，或者说付出努力——但我向你保证，这是值得的。因为生命本身值得你这样付出。

然而，这也导致了一个残酷的现实：虽然小 T 创伤并不是你的错，但只有你自己才能解决它们。现在，也就是此时此刻，你已经迈出了至关重要的第一步，正在处理我每个星期在各色人等身上都会碰到的问题，我将与你一起踏上这段旅程。你并不孤单。

三 A 法则过程的第一步是：提高觉知。因此，我将首先介绍一下什么是小 T 创伤及其重要性。

目 录

第1章

小T创伤及其重要性

在本章中，我们将探讨：

- 创伤如何影响身心健康
- “大T创伤”和“小T创伤”的区别
- 小T创伤的不同来源
- 心理免疫系统
- 我们如何将小T创伤用作心理抗体

不可否认的是，人生的每一次经历都在塑造着我们。在本章中，我们将探讨大T创伤和小T创伤之间的区别。对这两种创伤进行定义是大有裨益的，因为这可以解释为什么在大多数时候，我们许多人都会觉得有点糟糕。我们还将对小T创伤的来源进行探讨，通过现实生活的例子，说明这些情绪失调的原因，而人们通常对其熟视无睹。事实上，这正是它如此具有破坏性的原因之一。

心理学是一门相对较新的学科，人们在20世纪才开始使用可靠的方法进行相关研究，所以请大家原谅心理学为了掌握低层次的创伤耗费了一些时间。心理学要做的第一步，是如实观察基本层面发生的心理现象，并确保心理学家等专业人士研究的内容能清晰地反映人们的生活。你们也可以使用“#tinyt”的标签来分享自己的案例，以帮助其他人在各种遭遇中缓解其孤独感，从而扩充证据库。但是现在，我们要探讨……

大 T 创伤和健康

直到最近，研究人员和心理学家还是倾向于关注发生在人们生活中的重大负面事件。这种关注是有道理的，因为这些事件会导致严重的心理疾病，因此，人们才会想要寻求专业人士的帮助。这些事件包括会导致寿命缩减（严重的甚至会危及生命）的心理健康状况，如重度抑郁症、广泛焦虑症、创伤后应激障碍和其他一系列记录在心理健康宝典《精神障碍诊断与统计手册》（DSM）中的心理疾病。在该手册及其早期版本中，大 T 创伤是诸多症状的一个特征——显然这些症状都是可怕的，它们往往会导致心理和身体健康问题。如同经历过战争，童年时期遭受过身体或心理虐待，遭受强奸或骚扰，经历火灾、地震、龙卷风和飓风等自然灾害，成为武装抢劫或恐怖主义等暴力行为的受害者——所有这些都会导致大 T 创伤。

最新的第五版 DSM[①]（DSM-5）包含了 157 种可独立诊断的疾病，数量比 1952 年该书首次出版时多出 50% 以上。这是否意味着，我们人类已经发展出更多的心理健康症状？我想说的是，有些病症可能是这样，但主要原因是，在认识和定义人类的体验和痛苦上，我们做得越来越好了，而且现在我们意识到其他事件（其中许多更为常见）也会导致情绪和身体机能问题。

我们大多数人在某些时候会经历的重大生活事件

幸运的是，我们大多数人不会经历大 T 创伤中的严重事件——但在某些时候，我们都会失去亲人，许多人会离婚，甚至在某些喜庆的场合，我们也会感到可怕的压力（分娩、婚礼，乃至圣诞节）。精神病学家托马斯·霍姆斯（Thomas Holmes）和理查德·拉赫（Richard Rahe）将这些事件称为“重大生活事件”。这两位医生研究了 5 000 份医疗记录，以确定病人紧张的生活经历是否与后来的健康问题有关。他们编制出一份事件清单，从最痛苦的创伤事件——丧偶一直到不太严重但仍会感到压力的事件，例如轻度违法事件（谁没有过交通违章呢？），每个事件都有对应的积分（生活变化单位）。除了这些事件的严重

① DSM：美国精神病学会制定的《精神障碍诊断与统计手册》（*Diagnostic and Statistical Mant of Mental Disorders*）。

程度外，一年内发生的次数似乎可以作为判断心理健康问题的一个重要指标。通过把病人的生活变化单位相加起来，精神病学家发现，年度总分达到或超过 300 分的时候，人的心理健康就会受到威胁，年度总分处于 150~299 分的时候，人的心理健康就有可能发展到疾病的中等风险，而年度总分低于 150 分的个人，只具有轻度的心理健康恶化风险。

所以，我们可以了解到，生活中经历的一些事情，尤其如果它们在短期内相继发生的话，就可能会使我们的身心健康受到影响，很容易出现问题。尽管有许多研究支持这一理论，但这并不是事情的全貌。有些研究也发现，即使有些人在生活事件量表中评分没有达到临界点，也会出现问题。为什么这些事件会让一些人产生严重的心理症状，而另一些人却安然无恙呢？我认为，小 T 创伤在其中发挥了作用。

小 T 创伤——缺失的环节?

在我早期的职业生涯中，曾作为一名学者，参与过一个“慢性病研究组”的研究工作。我们对各种疾病进行了研究，了解了这些病症对病人产生的影响。这实际上是我最初开始著书立说的原因，在我们进行“身体疾病心理学”模块研究的时候，其中一些学生长期受到心理问题的困扰，或者说在当时感到非常沮丧和焦虑（当然，对调查对象是本科三年级的心理系学生来说，这并不奇怪！）。

为了回应这些现象，我和同事们开始为主流传媒撰写图书，而不是为那些鲜人问津的科学期刊撰写论文。这时候，我真正开始明白，研究人员谈论的大 T 创伤和重要生活事件，并不能解释我们在研究和工作中遇到的一些情况。我从心理学家弗朗辛·夏皮罗博士（Dr. Francine Shapiro）的工作中了解到“小创伤”的说法，她因为提出了眼动脱敏与再处理疗法（EMDR）而广为人知。夏皮罗博士将创伤的概念扩展到在大多数人身上经常发生的经历，如情感忽视或被冷暴力对待、社会羞辱和家庭问题，但这些都没有达到大 T 创伤或重大生活事件的严重程度。然而，在她的研究和实践中，夏皮罗博士发现，这些较小的冲击也可能导致长期的情感和（或）身体不适。有时这种类型的创伤也被描述为“微型 T”，但我更喜欢称为“小 T 创伤”，在本书中，我将采用“小 T 创伤”的叫法。但是，无论在学术数据库中搜索“小创伤”，还是“微型创伤”等类似的标签，我都很难在科学论文、临床报告，甚至主流出版物中找到相关主题的讨论。就像许多重要的主题一样，它在某种程度上被人们所忽视、搪塞、掩盖了，直到我撰写这本书。

我的确也找到了一篇关于这个主题的科学论文，它研究了肠易激综合征（IBS）患者的大 T 创伤和小 T 创伤。我以为会看到老调重弹的结果：更大的创伤会引起更多的症状，对病人的生活产生更大的影响，等等。但是，与此相反的是，导致了IBS症状产生的竟然是一些小T创伤，而不是心理学家通常认为的导致健康恶化的大T创伤或一些生活事件。与那些经历过严重虐待或冷暴力的人相比，遭受过父母冷漠对待的人更有可能出现这种胃部不适。我发现这个结论很吸引人——你们有过这种灵光一现的时刻吗？小T创伤不仅重要……**对这些病人来说，小T创伤比大T创伤更加重要！**正是由于这次灵感迸发，我开始关注小T创伤，并用它来解释我在当时的学生和后来的客户身上看到的许多问题。

因为即使DSM-5列出了157种可诊断的心理疾病，我们也不能说这已经涵盖了全部心理疾病。在我的诊所里，发现大多数人不符合某个特定诊断的所有条件，但这是否意味着他们不需要帮助，或者说不值得帮助呢？我的回答是非常坚定的：不！我们所有人在某些时候都需要一些帮助，但目前，我们只触及心理健康对话的表面，当然，就像任何一门学科一样，我们总是从最明显、最严重的案例着手。然后，通过科学研究，我们倾向于将注意力转移到不那么引人注目、但同样值得关注的主题上——在本书中，这个主题就是痛苦和失衡的情绪体验。

让船晃动起来——不要晃动船，宝贝

为什么生活中不太重要的小事会有如此大的影响？为了解释这一点，我喜欢用以下的比喻。想象一下，你的生活是一条船，你年复一年地航行在海上。随着时间的推移，你的船不断碰撞上礁石，遇到狂风暴雨，鱼儿也在不断啃噬着船体底部。这些小小的磨损本身并不是什么问题，前提是如果你意识到了这些损坏，并且经常采用各种工具修复它。然而，航行途中非常繁忙，特别当船在风雨中晃动时，你有时候并不会注意到船体漏水。通常，只有当你开始出现问题时——例如，你开始失去动力而不知道原因——你才开始意识到你可能有麻烦了。简而言之，这就是小 T 创伤带来的问题。

迈向理解小 T 创伤之旅

有了这个比喻，我开始整理一些对人们来说似乎特别麻烦的经历——单独来说，它们也许并不麻烦，但是与其他小 T 创伤甚至社会压力相结合，就会造成麻烦。本章下述的例子并非详尽无遗（因为全部列出来会让本书卷帙浩繁！），我列举的只是我看到的一些最常见的小 T 创伤。

就像重大的生活事件一样，小 T 创伤也会在人生中的某个阶段出现，初次在心理上造成伤痕后，这种轻微的创伤往往会在多年后被强化。正是这种强化开始形成一种模式——可能会导致某种心理健康模式，也可能导致某种行为模式。这些模式就是序言中提到的小 T 创伤主题，我们将在本书的后续部分进行探讨。但现在，让我们快速浏览一些普遍存在的小 T 创伤，它们有些是大家耳熟能详的。

童年时期的小 T 创伤

许多关于创伤的研究都集中在早期的童年经历上，这是有道理的，因为童年是神经网络形成的时期，所以这个时期的遭遇会对人们产生极大的影响。所有人都会在童年时期留下伤痕——我们也应该经历这些伤痕，因为这些经历在很大程度上造就了我们。

对许多人来说，多年前发生的事件会给我们留下不可磨灭的印记。对你或你的亲人来说，或许下列的小 T 创伤可能是非常熟悉的例子。

亲子困境

我们与养育者（通常是父母，但也可能是养父母、姑姑、叔叔或者其他在儿时照看我们的人）形成的联系导致了我们所说的“依恋模式”（attachment style）。在 20 世纪 50 年代末以及整个 60 年代和 70 年代，著名的心理学家，如约翰·鲍尔比（John Bowlby）和玛丽·爱因斯沃斯（Mary Ainsworth）观察到，为了对所处环境作出反应，儿童似乎会发展出不同的行为和气质模式，我们可以将它们分成四种。在第 8 章关于爱的论述中，我们将会更加仔细地研究这个问题，但是人们已经通过无数的实验研究过这些依恋模式。这些实验表明，养育者对婴儿的反应方式决定了婴儿对外界的安全感受程度。养育者对孩子给予一致和敏感的反应，形成的是安全型依恋模式；如果父母对孩子保持疏远或心不在焉的态度，就会形成回避型依恋模式。这些模式很重要，因为我们会将这些模式带入长大后的成人关系中。这样的情况可能会产生好的结果，也可能产生坏的结果。因为除了安全型依恋以外的其他依恋（其他两种类型是矛盾型依恋和混乱型依恋），都可能使我们陷入不那么好的状态，在很多时候会让我们觉得自己很差劲。

这也是小 T 创伤能够代代相传的原因。我们的养育者自己就可能有许多小 T 创伤，而他们从来没有机会去探索这些问题。或者还可能是一些实际的问题让孩子们有时感到有些孤独——例如，我们中的许多人曾经是“留守儿童”，从学校回家后面对的是一个空荡荡的家，在父母下班回家之前，我们要照顾好自己。这里并不存在大 T 创伤，许多父母和养育者连社交时间都没有，需要加班工作才能养家糊口，因为如今，在许多国家，人们的生活成本非常高——事实上，这就是社会本身在给许多人制造小 T 创伤。

但是，为了避免人们指控我“玻璃心”，我得声明，我并不是说仅此一点，就会给人们带来深刻的心理困扰。然而，这也是具有相关性的，因为其中一些模式也出现在成人关系中，不仅出现在浪漫关系中，还出现在友情和其他形式的互动中。了解这样的关系模式后，如果发现它在生活中给我们带来了困扰，我们就可以改写脚本。

你和你的养育者也可能具有截然不同的个性——有些人的父母看起来像外星人，他们的孩子与他们没有任何相似之处。父亲性格外向，总想带着儿子参加足球赛和各类亲子活动，但儿子只想在被窝里照着手电筒写故事。没有人说这种养育方式是错误的，事实上，许多人会说，把孩子推到他们的舒适区之外反而更好，但研究告诉我们，这种不匹配的关系会导致我们的依恋模式出现一些小擦伤。其中关乎无条件地被爱和被接受的感觉。

因此，早年生活会通过无数种微妙的方式塑造我们，记住：这并不是说，我们的养育者有任何疏忽、虐待或“恶劣”行为，我只是说，他们的养育行为有可能不适合我们独特的个性和气质。但这就是为什么我们必须理解小 T 创伤——即使没有遭遇到明显的恶劣对待，我们仍然会受到自身经历、环境和关系的影响。如果没有这种觉知（记住，觉知是三 A 法则的第一步），我们就会永远处于一种“不太好”的状态中——感觉既不好也不坏，似乎总是在徘徊，在浪费时间。

我们并非不需要教育——学校里的小 T 创伤

不管你喜不喜欢上学，校园生活是我们成长的关键时期。在上学期间，你可能曾经是费里斯·布勒（Ferris Bueller）——就像学校秘书格蕾丝（Grace）对费里斯的克星埃德·鲁尼（Ed Rooney）所说的那样：**“哦，他很受欢迎，埃德。爱运动的、爱驾车的、古怪的、放荡的、暴戾的、窝囊的、木讷的、愚蠢的——所有同学都崇拜他。认为他是个正直的人。”**[①] 你可能曾经是那种爱运动的、爱驾车的或古怪的学生——学校是这个世界的缩影，我们经常被这样归类。不仅是我们的同龄人这样对我们进行归类，我们自己也往往建立起这样的个人认同感。

小 T 创伤来自更微妙的互动，而不是来自诸如霸凌这样更为严重的虐待行为。遭受公开霸凌是一种严重的童年创伤，许多孩子不幸地遭受到这种欺凌，但对其他许多人来说，不那么明显的恶言恶语让他们觉得自己像是身处方孔中的圆钉，此外，

① 这里引述的是电影《翘课天才》（*Ferris Bueller*）中的台词。——译者注

比赛场上受到的羞辱，以及在注重排名而忽视学有所得的环境中，形成的应试压力和成功焦虑，都会导致小T创伤的发生。

几年前，我曾与一位堪称极其成功的人共事——莫（Mo），他是一位高管，薪水不菲，婚姻稳定，育有两个聪明的孩子。他交友广泛，绝对是聚会的主角，拥有一座豪宅和一辆跑车，等等。他对此似乎非常满意——然而，他的体重在不断增加，似乎不会停止。从表面上看，莫将体重增加的原因归咎于同客户应酬吃饭，以及他当前拥有购买美味佳肴的经济实力，当然他也是这样毫不吝啬地对待家人。但这个解释并不能完全让他或我们信服，所以我问了莫以下问题：

“想一想，有什么事件或经历，以一种重要的方式影响或改变了你，但你认为它不够严重，不值得提及？”

在治疗的初期，我几乎对所有人都使用过这样的练习，而且他们几乎普遍都经受过某种形式的创伤。对于一些人来说，这个问题引发了积极的回忆，但消极事件往往比积极事件更顽固地留在我们的内心深处，所以，通常，这些故事会涉及某种形式的小T创伤。

以下是莫想起的故事……

“在我九岁的时候，我弟弟被诊断出患有多动症（ADHD）。那时多动症还不像现在这样，被学校、家长和社区谈论、接受和理解——当时，人们似乎只是认为范安（Van，我弟弟）是个坏孩子，总想通过调皮捣蛋引起别人的注意。我在学校的大部分时间在关注范安，确保包括老师在内，没有人欺负他。我在这里说的不是其他人会殴打他；我会开玩笑吸引他们，不让他们关注范安。毫无疑问，我是班上的小丑——我越是逗其他孩子和老师发笑，他们就越不会去关注范安。也许这就是为什么我总是把事情一笑置之。但我觉得这样说也不对，因为我这么胖又不是范安的错。任何事情都不能怪范安——我说的是所有事情。”

很明显，我们在这里触碰到一些非常重要的事情，触动了一根敏感的神经。但我开始了解到，我们的经历整合并引导我们产生无益的感觉和行为（对莫而言，是暴饮暴食）。有时候，这些感受和行为甚至是完全有害的，因为莫有高血压，医生警告他可能会发展成糖尿病。他意识到必须采取行动，阻止无意识的暴饮暴食。

小 T 创伤是累积性的，并且是由背景驱动的

当莫再次来到我的办公室时，他没有像往常那样开心。他坐下来，弓着背，直视着地板。他告诉我，他无法相信一个简单的问题怎么会在他心中触发这么多情绪，让他有些焦头烂额。莫说，他发现自己很难接受弟弟的病情对他产生影响这件事，所以我们花了一些时间，来研究莫的小 T 创伤迷宫，看看我们如何能把这些点联系起来。

在序言中，我提到了三 A 法则——觉知、接纳和行动——莫正试图直接跳过觉知进入接纳，这的确让他产生了一些情绪困扰。我们需要在三 A 法则的第一步“觉知”上做更多的工作，为“接纳”打下基础，因为莫认为，范安的多动症和他体重增加有直接关系是无稽之谈——当然，事实并非完全如此。我同意这样的归因太过简化了，所以我们需要探讨小 T 创伤的一个基本原则：小 T 创伤是累积性的。

这是大 T 创伤和小 T 创伤之间的重大差异——大 T 创伤通常是一件明显的、容易识别的事件（或一系列事件，如持续的虐待等），我们都会毫不犹豫地同意它会对身心造成很大损害。然而，小 T 创伤是一些小事件的组合，在特定的背景下，随着时间的推移而逐渐累积。

正如莫所说，如果他和范安生活在现在的学校里，他们就

会有截然不同的经历。我们对多动症等疾病的认识一直在变化，如今我们对多动症患者和家庭对这个病的态度比以前宽容多了。40 多年前完全不是这样，因此，将小 T 创伤放在相应的历史和时间背景中，对我们来说非常重要。这使莫能够改变心态，不再认为他深爱的弟弟在某种程度上应该受到指责。这是对小 T 创伤背景进行觉知所带来的转变力量，为三 A 法则中的第二步“接纳”留出空间。

把这些点连接起来……

通常，当我们开始围绕小 T 创伤进行侦查工作时，各种联系就会一下子冒出来——有点像第一次打开水闸！莫开始将各种小 T 创伤联系在一起，因为他以前会在休息时间、午餐时间和放学后暴饮暴食，以此来掩盖他的感受和恐惧。在他的家庭中，饮食是很重要的事情，与关爱和舒适相关，但这不是使他暴饮暴食的唯一原因。随着莫体重的增加，他形成了搞笑男孩的性格，这就像他具有了某种“超能力”——不仅能保护莫本人，而且也保护了他的整个家庭免受他人言行可能带来的伤害。莫似乎赢得了所有人的喜爱，他后来离开学校，第一份工作是从事销售，带着潜在客户去吃昂贵的饭菜，似乎总是能为他赢得合同。这是一个双赢的局面！难道不是吗？幽默和食物现在给他带来了成功和经济保障，而不再只是作为避免霸凌的武器。

一开始只是小 T 创伤，现在变成了一种根深蒂固的模式，以至于当莫的医生多次告诉他，他需要改变饮食和生活方式的时候，他都觉得这是不可能的。

我希望大家更加清晰地认识到，为什么理解小 T 创伤是如此重要，却往往被人忽视。首先，弟弟范安的多动症让莫感到羞愧，这基本阻止了莫在意识里觉知这些事件。但是，这就是在玩“回转痛苦牌”（Reverse Misery Trumps）的游戏，因为莫的经历没有弟弟那样悲惨，所以他就忽视了自己的感受，这再次成为小 T 创伤的一个鲜明特征：觉得自己不值得别人关心和同情。这种心理游戏也阻止了人们运用三 A 法则中从觉知到接纳的过程，因为就其本质而言，小 T 创伤似乎并不像大 T 创伤那样糟糕。

识别一个大 T 创伤事件，并相信只有这样的大创伤或重大生活事件才值得我们关注，这要容易得多——但事实并非如此。对莫来说，导致他来到我办公室的不仅仅是过去在学校发生的事情——和我们其他人一样，他是个复杂的个体——但这样的经历是值得注意、能说明问题的，并对他随后的生活产生了影响。对弟弟范安的爱和保护本能，使莫对嘲笑或霸凌变得高度警惕，因此，一直扮演班级小丑的角色，对他来说更容易。这说明了为什么从一个特定的情节开始，并从那里开始回溯是非常有用的——但是，找到更多的小 T 创伤也是有用的。

关系中的小 T 创伤

我们与主要养育者的关系并不是我们在小 T 创伤方面的唯一关键并起到改变作用的关系——成人之间的关系，包括柏拉图式关系和浪漫关系，也会给我们的心理留下印记和伤痕。你永远忘不了你的初恋，对吧？在此简单提醒一下：这本书充斥着一些老套的东西——我不是故意为之，这样做是有原因的。这是因为普遍存在的日常共识，更易于理解和识别。我们将在第 8 章中探讨小 T 创伤如何对未来的关系选择和成功关系产生影响，但现在让我们来概述一下关系中的小 T 创伤。

离开的那一位……

我们表达爱的方式（即前述的依恋模式）是在童年时期形成的，但在我们离开父母或养育者后，它并没有终止。虽然这些关系往往决定了我们成年后的依恋模式，但脚本并非一成不变。即使我们足够幸运，能和那些早期照顾我们的人建立起牢固、安全的连接，但是在各种关系中，遭遇的困境也会导致小 T 创伤的产生，从而扭曲我们的内在固有想法。

你的内心是否还在对某个人念念不忘？你可能还没有达到在社交媒体上偷窥他们的程度，但通常你在生活感觉特别糟糕的时候，偶尔也会想到他们。所有的亲密关系都需要我们敞开内心，暴露自己的脆弱，即使你们已经结束了伴侣关系，也可能由此产生小 T 创伤。也许在本章开始时，你的脑海中就浮现出这样的回忆。我现在就告诉你，不管这段关系结束的原因是什么，我们都可以视作一次学习的机会。这可能是一个非常痛苦的探索过程，所以你要有耐心，要温柔地对待自己。

在与莫的另一次会谈中，他说他在成年生活中遇到的最大挑战来自他的人际关系。他现在的婚姻很幸福，但还有一个小 T 创伤刺痛着他的心：

> 在 20 岁出头上大学的时候，我遇到了莎拉（Sarah）——我们参加了同一个社团，几乎所有闲暇时间都在一起，你应该知道我的意思，我们“好上了”。所以，我觉得我们接下来会谈恋爱。然后有一天，几杯啤酒下肚之后，我问她是否愿意和我一起去拜访我的父母，我永远不会忘记她脸上惊恐的表情。然后她突然大笑起来，说：“你知道女孩子会给她结识的男生排名，而你排在最后！”后来很长一段时间里，我没有再谈恋爱。

莫确信，这次被拒绝是因为他的体重，以及他在社交圈建立的“搞笑男”人设——这形成了一种恶性循环，情感上的痛苦导致了更严重的暴饮暴食。此外，这种拒绝不仅影响了他与莎拉的关系，还使他渐渐地远离最后完全脱离了自己的朋友圈。

这就是小 T 创伤的问题——你心上的划痕可能来自一段十年的恋情，也可能来自一次短暂的调情。小 T 创伤的“价值”并没有高低之分——小 T 创伤的价值取决于它对你产生的影响，一切以你的感觉为准。你不仅要依靠自己的感觉——实际上，你的感觉才是最重要的，因为你就是你，你在生命中磕碰出的伤痕不仅影响你的未来，（至少在某种程度上）还造就了你日常生活中各个瞬间的情绪状态。令人高兴的是，通过对小 T 创伤的探索，莫现在不仅加强了对小 T 创伤的觉知，而且进入了一种接纳的状态，他接受这一连串的事件、感受和行为是如何引领他进入舒适的饮食世界的。对莫来说，将这些小 T 创伤的点连接起来，是赋能和心理训练的源泉，而不会让他不堪重负。在第 7 章“为进食而苦恼”中，我们将详细分享如何将莫推进到三 A 法则中的行动阶段，因为本书的其余章节是关于这些小 T 创伤主题和你所应该采取的行动，而你可以通过这些行动来控制你的过去、现在和未来，并过上积极向上的生活，而不仅仅是苟延残喘地活着。

刻薄的女孩和朋友之间的矛盾——友谊中的小 T 创伤

虽然我们主要谈论的是单相思或一段恋爱关系的结束所带

来的痛苦和伤害，但友谊、熟人关系和同事之间的互动，同样会导致小T创伤。在实践中，我发现特别是女性之间的友谊会影响个人的情绪健康——可能会造成积极的影响，也可能造成消极的影响。其中有一个基于男女生存反应的进化原因，我们在追求男女平等的努力中往往忽视了这一点。

大家都知道也广泛讨论过经典的“战斗或逃跑”（fight-or-flight）应激反应。在面对敌人的时候，为了能够存活下来，我们的祖先要么必须全力以赴地战斗，要么溜之大吉。而这些都需要我们的身体进行一系列复杂的生理变化，从而让自己获得存活机会——我们的心脏向肌肉输送更多的血液，释放葡萄糖以增强能量，我们放大瞳孔从而识别危险。但这并不是应激反应的唯一表现。

绝大多数早期的医学和心理学研究（包括人类应对应激的研究）都只是针对男性。然而，后来的研究试图在不同的群体中考察人们应对应激的过程，结果发现，虽然女性确实有敏锐的“战斗或逃跑”反应，但她们同时遵循着“照料和结盟”（tend-and-befriend）的模式。我们可以回想一下我们的祖先，女性的传统角色是照顾孩子和发展社会关系以确保安全。如果一个女性杀死了群体中地位更高的女性，这可能会导致一系列问题的产生，最坏的情况是，她将被赶出家族。在当时，这种驱逐对个人和她的直系亲属来说是灾难性的。一般来说，这就是为什么女性经常避免与他人发生正面冲突，以及为何与伴侣和家人产生纠纷似乎更容易对她们产生影响。这种不断揣测、取悦他人和小心翼翼地维持社会秩序（即“维持和平”）的做法，可能会导致女性隐藏一些与所处文化格格不入的感受，或者在极端情况下，压抑她们的真实自我。男性当然也可能这样做，但女性的“照料和结盟”倾向，已经固化在大脑和神经系统中，成为她们在复杂群体动态中的一种生存方式，因此，这种社会行为反应更可能发生在女性身上。另外，男性即便可能会发生争执，去决斗，但事后会像什么都没发生过一样。当然这种说法过于简化，我从来没有否定人类行为的复杂性，但如果我们从这一点开始探讨，一些令人费解的现象就开始变得有意义。然后，我们可以小 T 创伤为基础，构建出一个更详细的图景，并理解我们行为模式的原因，以及我们的感受方式。

如果森林中的一棵树倒下……

然而，无论是男性还是女性，他们的生存核心都是在社会中寻得存在感及归属感——需要属于某个群体，并被周围人所接受，这种需要就像我们离不开水、空气、食物和安全感一样，对我们的生存至关重要。我在此保证，我并没有夸大其词。即使我们长大成人，可以照顾自己，我们的认同感和安全感依然建立在与他人互动的基础上。有这样一个思想实验：如果一棵树在森林里倒下，而周围没有人听到树倒下所发出的声音，那么这棵树是否发出了声音？我想借此提出另一个问题：如果你无法在与他人的关系中看到自己，那么，你会是谁？

工作中的小 T 创伤

你的工作只是一份工作，还是一份事业或是一种使命？如果你觉得这只是一种养家糊口的方式，那么，与那些把工作视作事业和使命，以此提升自己的人相比，你有可能更不快乐。这样的话，即使你有一份工作，也可能会把朝九晚五工作的大部分时间花在幻想上，幻想自己不用上班，在海滩上卖贝壳项链，出版畅销书，或者买彩票中大奖。如果你真的是这样的状态，小 T 创伤很可能每天都在侵蚀你……每时每刻都是如此。

我们都需要有栖身之所，事业和为赚钱去工作之间的区别通常是，事业是你自己选择的——但是为了赚钱去工作，你就无法按照自己的理想和目标去行事。此外，当你的核心信仰和身份认同与你的工作内容紧密结合时，你就会产生一种使命感。传统上，我们认为具有使命感的职业包括医生、神职人员，以及能让我们帮助别人的职业。但可悲的是，在现代社会，即使是这些职业，也无法避免因单调且苦闷的工作所带来的烦恼。以下就是一位患有慢性焦虑症的全科医生所讲述的自己的困扰：

> 我把医生这份职业视作自己的生命——这是我唯一想做的事，但我每天早上醒来都有一种恐惧感。我几乎无法安睡——这也是个问题。工作量大得不可想象，病人一进门就带着怨气，因为他们必须在看病前提前数周预约。我们在候诊室里有一个明确的要求会告诉病人——每次只能陈述一种健康问题，但有些人已经等了很久，他们迫切要介绍自己的所有健康问题。然后是没完没了、堆积如山的文书工作和会议，我们没有时间（或金钱）来应付这些。我经常感到自己无能为力，我再也不觉得自己是一名医生。

安妮塔（Anita）不仅要承受工作压力，身体的健康状况也每况愈下，此外，还被官僚主义折磨的心力交瘁。这带来的后果是，原本应该是一份令人成就感十足的使命或事业，但是却变成了一份令人不满的工作。我在很多行业都见过这种情况——学术界、新闻界、司法界、工程界，只要你能想到的。现代工作模式让从业者的灵魂备受摧残，从而引发一系列由工作引起的小 T 创伤，我们过去只有在传统的“体力劳动”岗位上才能看到这样的现象。现在大多数人从事的工作都如同传送带：律师必须把行程精确到每一分钟，教师必须处理成堆的作业，护士们逐项勾选核查表以证明自己在做事——我可以继续列举，但我相信你已经明白了我的意思，再列举下去就会让人不舒服了。

他们将会发现……

那么，那些足够幸运，能够从事令自己满意的工作，并从中获益的人又如何呢？他们的生活是不是一帆风顺呢？嗯……也不完全是。因为所有职业生涯的特点是都有提升的机会，比如进一步的培训和晋升，从而获得更高的工作职位、社会地位，通常还意味着赚更多的钱，所以处于职业阶梯上的人，会对小 T 创伤产生一种特定的反应——“冒充者综合征”（Imposter Syndrome）。持续的评估（评判）、激烈的竞争和明确的等级顺序，带来了巨大的压力，使人们感到自己根本不够好，并有一种针刺般的焦虑，认为总有一天，人们会发现自己的“无能”。你知道有些人看起来处于巅峰状态，对自己的工作极其自信，干得很出色——但很有可能，他们脑海中萦绕着自我怀疑的声音，他们之所以表现得如此完美无缺，是因为担心有人会发现他们一直都在“滥竽充数”。也许你就是这样的人——这里的秘密是，我们许多人都有这种感觉，但小 T 创伤的产生是因为我们没有意识到这一点，而且大多数人都不敢谈论它。这是一个相当大的问题，我打算专门用一个完整的章节来讨论它——即使你没有冒充者综合征，你认识的一些人很可能有，并且害怕被人“发现”。

来自社会的小 T 创伤

这个主题很好地引发了一些更广泛的、宏观的小 T 创伤来源。现代社会取得了很多伟大的成就——事实上，就身心健康而言，我们的确不想回到几百年前。然而，现代社会的某些构成部分可能导致小 T 创伤。如今我们生活在全球经济体系中，一方面，许多人的生活水平提高了，但另一方面，我们现在不仅可以将自己与数百万人进行比较，甚至可以与数十亿人进行比较。这可能会令人压力重重，这一点毋庸置疑——因此，在这一点上，我想向你保证，本书提供了焦点解决工具，将使你能够管理所有这些小 T 创伤来源。

奋斗之轮

“如果……我就会幸福。”——这种想法在你脑海中出现过多少次？如果你赚了更多的钱，如果你晋升了，如果你找到了完美的伴侣，如果你有了孩子，等等，无穷无尽。

我称此为“奋斗之轮”。为了在生命中获得这些成就，实现各种目标，我们努力奋斗，拼命工作，很少花时间反思，我们实际上就像仓鼠一样，在永不停息地转动着滚轮。这样的奋斗是永恒的，永无止境的，会使人筋疲力尽，除非我们在信念上获得一个飞跃，专注于现在，而不是痴迷于“如果”。

我并不是说目标不重要；相反，奋斗之轮的谬误在于：认为如果我们再努力一点，多赚一些钱，或者谈一场恋爱，我们就能拥有这一切，而这些都是能让我们幸福的事情。现代消费主义社会的确不断地、潜移默化地在我们耳边低语，向我们做出这样的承诺。我不是第一个，当然也不会是最后一个，对这种环境的破坏性进行批判的人——在这种环境中，我们的价值往往与财富、权势与地位交织在一起。虽然我们可能无法改变这种文化，但我们可以意识到它对我们的思维方式、自我信念，以及触发小 T 创伤的方式上产生的影响。

数码小 T 创伤

我们不再仅仅生活在物理世界中——还有完整的数码世界，小 T 创伤也存在其中。这个数码世界是全新的，因此它有点像狂野的美国西部，在这个世界中，我们应该如何对待人类同胞？什么是可接受的，什么是不可接受的？人类并没有对这个世界制定多少规则，也没达成什么共识。从虚假信息的激增，到个人信息安全问题，再到网上霸凌、话题引战、网络骚扰、恶意传播私密照片和抵制某种文化，我们已经构建出一个全新的世界来感受小 T 创伤。当然，数码技术的进步带来了无数的好处，但我认为，对于这个虚拟世界可能给我们造成的伤害，目前我们了解的还只是冰山一角。此外，我们也知道，我们所做的任何事情，包括我们所犯的愚蠢错误，都可能被上传并永远保存在网上，我们几乎没有机会重新来过，这已经改变了生存的本质，让人处于一种更加焦虑的状态。我记得不计其数的人告诉我："我很欣慰，我在青少年时期并没有使用社交媒体！"然而，事实是，如今的年轻人正是伴随着数码世界长大的。

你的牙齿真白

我称这种现象为"完美无瑕的牙齿"，这本身就让许多男女老少完全丧失自信，有时候甚至觉得自己微不足道。是的，我说的是社交媒体，但这也不是个别平台本身的问题；实际上，这体现出我们人类奇怪的行为方式，利用这些平台不断地与他人进行比较。研究表明，即使我们明明知道这些照片是经过磨皮和滤镜的修饰，甚至是与真实的自己判若两人，但也同样会对我们的自我价值产生情绪上的影响，与我们认为这些"完美"的照片没有经过修饰造成的影响一样大。我们将在第 6 章中更深入地探讨这一现象，但这足以说明，现在人们有一个共识，那就是在这个全球化的世界，我们可以将自己与无数我们不认识，甚至永远不会见面的人进行比较，这已经对我们的情绪健康产生了影响。

孤独大流行

尽管我们从来没有像现在这样紧密地联系在一起，但我们也从未像现在这样感到孤独。在新冠疫情前，人们的孤独感和离群索居的程度在不断增强，但新冠病毒把许多人推向心理健康危机的边缘。我以前说过，现在还要再说一遍：我们是社会性的动物。因此，尽管现代科技可以让我们通过居家办公、密集的 Zoom 电话和电子商务来度过具有挑战性的疫情时期，这确实是非常令人惊叹的，但对许多人来说，缺乏与他人的身体接触就会产生小 T 创伤。

长期的孤独感对健康的危害不亚于一天抽 15 根香烟。在新冠疫情前，这通常是一个与老年人有关的话题，但即使在 2020 年之前，我们发现，年轻人也出现了与孤独有关的问题。这里需要区分的是，孤独感是离群索居的一种症状，而不是它的原因。在新冠疫情带来的社交限制下，我们很容易看到这一点；但在新冠疫情之前，我们就已经处于这样的情形，无数人可以几天不用与其他人见面，更不用说和人拥抱、拍拍后背以示支持等肢体行为了。

我们再次回顾历史，回到 20 世纪 50 年代和 60 年代，美国心理学家哈利 · 哈洛（Harry Harlow）让恒河猴幼崽与它们的母亲分开——唉，这些照片令人心碎，但这项工作对我们理解舒适感的重要性至关重要。哈洛在恒河猴幼崽的笼子里，放置了一个由铁丝制成的替代母猴，并提供食物供应，另一个绒布制成的替代母猴，没有提供食物供应。你们认为这些无助的幼崽会被哪一种替代母猴所吸引呢？它们都被绒布母猴所吸引，尽管当时科学家们认为，年幼的哺乳动物主要是与提供食物的养育者建立依恋关系。哈洛和他的同事们发现，为了存活下去，幼崽对“触觉舒适”有着一种生理上的需求——他们和我们一样，必须通过可触摸和可依靠的东西来获得安慰，这就是为什么在情感健康方面，Zoom 电话完全无法解决问题。

替代性创伤和长期危机

有一种小 T 创伤是在见证到他人经历大 T 创伤或重大生活事件时出现的，这被称为替代性创伤。你可能与受难之人相隔千里之遥，但是，仍然能感受到一种情绪上的痛苦——尤其当这些事件延续了很长一段时间时，例如新冠疫情。绝望刷屏（doomscrolling），指的是无休止地被大量的负面新闻标题所吸引，这种令人上瘾的行为可能会让我们每天 24 小时深陷媒体的狂轰滥炸，从而产生替代性创伤。我们似乎也身处一个长期危机的时代，政治、文化和社会经济持续地陷入混乱状态，我们不知道它何时结束。无论这是真实的，还是我们对世界的一己之见，这都是相当学术性的问题。因为对许多人来说，我们现在确实感受到了一种长期危机，这导致了某种形式的集体创伤。我们现在可以通过非常便捷的途径了解许多世界大事，难怪很多人都表示对地球的未来非常担忧，这种现象被称为生态焦虑（eco-anxiety）。如果一个人陷入对未来幻灭的绝望心态，就会影响生活的积极性，导致一种生态抑郁（eco-depression），这不仅会影响我们对环境的行为，还会影响到我们生活的方方面面。

小 T 创伤和心理免疫系统

通过比较身体免疫系统和我所说的“心理免疫系统”，我想以此证明，你所经历的一些非常艰难的小 T 创伤也是可以被重新修复的。在成年后，我们身体的免疫系统是由与生俱来的先天性免疫力和后天逐渐形成的适应性免疫力组成的。我们的先天免疫系统被编码在基因中，在应对自然界我们遇到的种种微生物时，它们会被开启，并进行微调。这就是为什么我们要鼓励孩子们到户外玩耍，与他人互动，在一般情况下，我们放任他们咳嗽、感冒或者感染病毒。这些病原体将触发免疫反应，这样，在未来，我们就有抗体来抵御更大的威胁。从本质上讲，我们的免疫系统已经适应了环境，因为它不得不应对一些攻击——如果它避开了所有的伤害，就不会这么强大了。

心理免疫系统的工作原理完全相同——我们都有一种与生俱来的生存本能，我们称为“应激反应”。但应激反应是最原始的机制，随着时间的推移，我们学会了其他应对机制，以帮助我们驾驭生活的考验和磨难。然而，这只在我们的心理免疫系统必须与威胁作斗争的时候——比如，在婴幼时期被拒绝时这些应对机制才会出现。对婴儿来说，被拒绝可能会感到痛苦，甚至会哭泣或发脾气，但是，如果身处一个充满关爱和支持的环境中，这样的经历将会增强心理免疫系统。以至于在以后的生活中，这样的边界感会让我们感到舒适，会觉得受到尊重，并不会认为被拒绝是一种攻击——因为我们已经能够发展我所说的**情绪抗体**。在上述例子中，当儿童的需求没有得到满足，但身处于一个安全可靠的环境中时，他就会产生关于边界感的心理病原体，这就是有害小 T 创伤和有益小 T 创伤之间的区别——这也是有些人在人生某个时刻面临突发变化时，能够从容不迫地应对的原因。

没有人能够不经风雨地度过一生，但似乎总有一些人能够经受住任何打击；当他们忍受了看似无法忍受的事情时，总是有人会问：“你是如何应对的？”杂志上的无数文章、各种自传和电视上的生活故事都告诉我们，有些人承受了难以言喻的创伤，但是却以某种方式走了出来，并没有被击溃。当你仔细研究这些极其个人化的故事时，你会发现，那些经历过严重创伤的人，不仅具有坚忍的品德和坚定的信仰，他们的一生中也经历过无数微小、琐碎的心理擦碰和瘀伤。因此，对这些人来说，小 T 创伤的经历就像情绪抗体一样，当他们遭遇到重大生活变故时，反而可以保护他们。

小 T 创伤可以像“接种”疫苗一样，帮助我们抵抗情绪创伤吗?

对于严重的病毒和病原体，如麻疹、腮腺炎和风疹，我们采取模仿病毒感染的方式为儿童接种疫苗。疫苗的工作原理是通过我们接受小剂量病原体的注射，使我们的免疫系统产生反应并形成抗体——即构建出一定的免疫屏障。抗体是我们体内的微型部队，它们能记住每个入侵者，并制定出相应的对策——最重要的是，当再次面临威胁时，就知道如何击败它。

同样地，在我们一生中，小剂量的挑战性经历或困难可以成为情绪疫苗，为我们提供重要的应对策略，帮助我们在未来处理更重要的生活事件。这就是为什么我觉得研究小 T 创伤非常重要——情绪疫苗应该是小规模或中等规模的，如同向体内注射模拟病毒，而不是让我们彻底感染一样。

我们通常会因为自己的“失败”、错误和被拒绝而责备自己，但是，我们可以通过学习，将这些小挫折视为建立心理免疫力的必要条件，从而释放对自己的负面情绪。将负面事件视为情绪疫苗，就有可能从困难的经历中获得一些积极的角度，激发我们的情绪抗体。

有些人把这种现象称为“复原”——如同人类是由橡胶制成的——有时这也被称为“韧性”。但韧性这个概念并不仅是不受影响地复原——相反，建立起强大的、有韧性的心理免疫系统，是指已经发展出个性化的应对技能，帮助你应对未来的生活困难。很多时候，我们会无法避免地遇到挑战——我们会失去亲人，某段关系可能会破裂，也可能会失业——因此，为了渡过这些风暴，我们可以从现在开始，通过三 A 法则中的觉知阶段，找出自己的小 T 创伤，对这些独特的触发点保持正念，把这些攻击变成我们自身的情绪抗体。

关于接纳的说明——这并不是认命

在生活中使用三 A 法则时，认识到接纳和认命之间的区别是大有裨益的。有很多人对三 A 法则的第二阶段提出质疑，认为这是一种受害者模式，在这种模式下，人们不得不被动地强颜欢笑，忍受生活的挑战——甚至说，这是一种放弃，不敢面对生活中的困难。但这根本不是接纳。接纳是抱着一种开放的心态，在太阳系第三颗行星——地球上旅行，愿意经历所有的悲欢离合、起起落落，有信心可以应对人生低谷，并真正享受巅峰的快乐。因此，接纳并不等同于认命。两者的区别见表 1.1：

表 1.1　认命和接纳的区别

认命	接纳
僵硬的心理特质	灵活的心理特质
僵硬无力的感觉	行动有力的感觉
自我评判和指责	培养深刻的自我同情
匮乏的心态	富足的心态
放弃 / 屈从	重新调整，采取积极行动
在困境中默默忍受	从困境中不断学习
不断坚持	提高技能
不愿改变	欣然改变
抗拒	承认
评判导向	价值导向

通过开发三 A 法则中的这个核心阶段，接纳生活中的各种经历，我们可以积极主动地利用小 T 创伤，为未来的自己建立一套强大而健全的心理免疫系统。

为什么这些都很重要?

我认为，如果没有经历过我们在随后章节中讨论的小 T 创伤主题，那么你确实是非常幸运的。这些小 T 创伤表现包括：完美主义和拖延症等问题、难以找到“唯一的真爱”、对存在的本质感到苦恼、失眠、情绪化饮食以及感到情绪抑郁。这些都是生活中普遍存在的问题，而生活本来就不会是一帆风顺的。这些情绪也很重要，原因是：只有了解到我们自己独特的小 T 创伤集群，以及它们对我们的内心影响，我们才能采取措施，开启新的人生篇章，书写自己的故事。换句话说，我们可以使用三 A 法则，从觉知开始，通过深刻的接纳（这是神奇的一步！），再采取行动。

在每天结束的时候，我们都要处理小 T 创伤的问题。我不希望本章中的例子导致指责，也不希望制造受害者；相反，只有在意识到自己的情绪和认知驱动因素后，我们才能真正改变自己的信念、思维模式和行为。我向你保证，这将让你们的生活不再受焦虑、自我怀疑和轻度抑郁的控制。

一位当事人曾经对我说：“我也会感到抑郁，但这并不意味着我有抑郁症。”这就是小 T 创伤的意义所在。但是，对于更为普遍的、耗尽生活乐趣的、阴暗的内心挣扎，这种方法却没有太多帮助。因此，我们要通过小 T 创伤开发出强大的心理免疫系统，从而走出困境。

让我们开始吧……

坐下来，让身体保持舒适（你现在姿势舒适吗？如果不舒适，那么请调整姿势，穿上暖和的袜子或任何能让你感到安全的东西），然后提出以下关键的小T创伤问题：

> “想一想，有什么事件或经历以一种重要的方式影响或改变了你，但你认为它不够严重，不值得提及？”

尽量不要急于回答；静下心来，让画面浮现在自己面前。

这种反省给你带来了什么？当你继续阅读时，让这个问题停留在你的意识中，它的重要性将会从你记忆的重重迷雾中浮现。

把这些反省写下来会很有帮助——我们从大量的研究中得知，感性写作和日志可以成为一种治疗形式，所以在每一章中，我都会列出进一步的日志提示。你可能想购买一本小T创伤记录本，陪伴你走过这段旅程——可以随时回顾自己在各个治疗练习前的感受和信念，这也是对整个过程有帮助的。但是，你也可以单纯地思考小T创伤日志中的问题。不用着急。

在此说明一下——如果本书的任何内容让你感到不适，请坐下来，花点时间觉知这种感受。这很重要——真的很重要——因为这种感受是你内心的指南，试图给你指明方向。我们经常忽视这些内在的信息，或者用生活的噪声（例如长期的“忙碌”、分散注意力或专注于他人的需求）来淹没这些信息，但这样做是很危险的。就像在前往目的地的时候，我们不会忽视卫星导航。这段旅程也是如此，所以我们需要倾听，并在可能的情况下遵循我们内部卫星导航的微弱声音，特别是当它发出“重新调整”的指令时。因此，在上路之前，你要知道，你可以在任何需要的时候停下来，如果心灵和身体都在尖叫，让你逃跑，你可以试试下面的呼吸练习，帮助自己回到驾驶座上。

一旦你舒适地坐在座位上，我们就可以开始，通过了解本书其余部分介绍的常见小 T 创伤主题，找到你没有真正获得幸福的核心原因。在整个过程中，我们将使用三 A 法则（**觉知**、**接纳和行动**），采用我的焦点解决方法，这样你将获得更多的收获，而不仅仅是在饮水机旁和我闲聊。这将真正地改变你的观点和生活。

呼吸练习：学会坐下来，与不舒服的感觉相处

这是我使用过的最简单但最有效的练习。在长期的生活中，我们往往会养成通过胸部进行压力呼吸（stress breathing）的习惯——将一只手放在上胸处，另一只手放在腹部，检查一下自己，看看你的哪只手在随着呼吸起伏？如果是胸部的那只手，你的身体就处于压力状态，在我们探索小 T 创伤之初，这一点儿也不奇怪。但通过

横膈膜呼吸，可以激活我们的副交感神经系统，从而控制这种情况。

- 首先，找到横膈膜的位置——把一只手放在腹部，小指位于肚脐的正上方。现在，你的横膈肌应该处在你手掌的正下方。
- 另一只手放在胸前。
- 用鼻子缓慢而平稳地吸气，从一数到三，把气息引向你的尾椎。
- 接下来，缓慢而平稳地呼气，从一数到四，同时在脑海中默念“平静”。
- 每次吸气的时候，觉知你的呼吸让腹部扩大。
- 每次呼气的时候，觉知腹部的回缩。
- 现在，你感受不到胸前那只手的起伏。

这里有一个很好的建议，就是观察婴儿的呼吸方式——他们尚未经历过任何小T创伤，也没有试图通过紧身牛仔裤塑身，甚至根本没有意识到这些事情的存在，婴儿自然地通过他们的横膈膜呼吸。看到他们胖乎乎的肚子随着呼吸起伏，真是太棒了——我们可以从婴儿身上学到很多东西！

第 1 章的关键小 T 创伤信息

小 T 创伤可能来自生活的许多方面，给我们的情绪健康造成慢性的“小灼伤”。然而，了解这些微型心理创伤如何对我们产生影响、未经处理的小 T 创伤会对生活带来累积性的影响后，我们就可以利用这些体验，通过三 A 法则建立一套强大的心理免疫系统。通过这种形式的情绪力量训练，我们就会获得韧性，这有助于我们应对更大的问题——例如在生命中某个时刻将会经历的重大生活事件。

第2章

你真的幸福吗

在本章中，我们将探讨：

- 幸福的定义
- 医学煤气灯效应
- 有毒的正能量
- 享乐跑步机
- 理解七大因素如何可以帮助你获得持久的满足感

当我们环顾周围，发现在社交媒体上，我们的亲朋好友和其他每一个人，似乎都在享受生活。在网络上的每一个角落，人们都展现充满笑容、无忧无虑的面孔，“幸福”对他们来说，似乎轻而易举就能得到。因此，我想问大家：你幸福吗？这似乎是一个简单的问题，但要找到答案却远非易事。当然，这和你独有的小 T 创伤集群有很大关系。为了解开这个违背常理的童话故事，我们从一个故事开始……

安娜（Anna）很聪明，也很热情，此外，种种迹象表明，当人们看到她时，心里都觉得开心。她性格开朗，乐于助人，对每个人都很友好——事实上，她是那种大家都喜欢的人，因为她红通通的脸颊上散发着积极向上的精神。她从不说任何人的坏话，所以从表面上看，安娜像是一个快乐的精灵。

然而，她现在找到我，略显僵硬地坐在我办公室的椅子上，表现得尽可能地彬彬有礼。安娜向我解释说，她在一家全方位营销公关公司工作，她的工作“出色、令人称叹、美好”，身边有“一群最优秀的人”，她和中学、大学的许多同学保持着密切的关系，她的家人也毫无保留地支持她。她每个月至少去乡下看望父母一次，每个星期都会在城里的公寓里给父母打一通电话，她觉得自己被人关爱着。

但当我向安娜提出一个简单的、看似无关痛痒的问题“你幸福吗？”后，她的双眸顿时蒙上了阴影，脸上点点雀斑之间产生了痛苦的细纹，并像皮疹一样在她精致的皮肤上蔓延。

安娜低下头，看着自己紧紧绞在一起的双手，轻声说：“我不知道。”她接着说她“理应”很幸福，她渴望幸福，但就是感受不到幸福。这就是她来找我的原因，幸福感的极度缺乏正在折磨着安娜，但是她却尚未意识到这一点。

从表面上看，安娜的情况似乎很令人费解——她并没有经历过明显的大 T 创伤事件，甚至在探索小 T 创伤时，安娜坚持认为没有什么事情困扰她——她确凿不移地声称自己拥有完美的童年，所有需求都得到了满足，没有任何理由责怪父母。但在这里，安娜的小 T 创伤线索浮现了……

幸福的哲学

虽然对幸福的研究是心理学理论和研究中相对较新的内容，但是，一些伟大的哲学家对幸福感受的探索已经有一段时间了，他们解读了良好情绪的不同形式。

在哲学中，享乐主义（hedonism）提倡对幸福和快乐的追求，认为人生的主要目标就是在尽可能长的时间内让自己感到快乐、兴奋和无忧无虑。与此形成对比的是幸福主义（eudaimonism），认为生活的目标更多的是自我实现，我们努力实现个人抱负，最大限度地开发自身特有的潜力。因此，享乐主义要追求的是积极的感受，如当下的快乐，而幸福主义更多的是去寻找生活的意义和目的。

大家会发现，人们对此总是各执一词，众说纷纭，但包括我在内的大多数积极心理学家认为，我们需要两者兼顾，才能获得美满的人生。

三 A 法则的第一步：觉知

接下来，我问安娜她认为幸福是什么？她的回答是："如果你幸福，自己就会知道，对不对？"但是，这个答案显然更像是一个问题，因为她的声音在回答时有点颤抖，这就是为什么我觉得通过探索幸福的概念来开启她的三 A 之旅是有用的。

幸福到底是什么？

很长一段时间，我们根本没有从心理学的角度研究幸福。就像本书中所述，人们一直忽视那些虽然不太严重但仍在损耗心理健康的状况。在早期心理学的研究和专业实践领域，积极的状态和情绪根本没有受到多少关注。直到 20 世纪 90 年代末，心理学家马丁・塞利格曼（Martin Seligman）博士发展了积极心理学，我们才开始尝试理解幸福等概念。马丁・塞利格曼的职业生涯是从研究习得性无助开始的，这是抑郁症的一个特征。我记得他后来成为心理学中"积极运动"这个全新领域的关键人物，并成为主要支持者，这件事曾一度让我感到惊讶。

但实际上，这完全是合理的……塞利格曼博士曾说过，在早期工作中，他一直致力"极度糟糕的事情"，这让他具有了充分的准备，能够着手研究心理健康拼图中缺失的另一块——积极因素。在美国心理学协会主席的就职演说中，他对观众讲了一段著名的话。他说，心理学已经远远地偏离了提升人们生活质量的初衷，反而去专注于“糟糕的事情”，而没有同样地关注“美好的事情”。

安娜所体验到的某些困惑就是如此——她觉得自己不值得帮助，因为她并没有塞利格曼所说的那些“明显糟糕”的事情。她不认为自己患有某种特定的精神疾病（我完全同意这一点），当她在网上搜索或通过医疗保健服务和公益机构查阅信息时，只能找到一些严重的精神健康状况。毫无疑问，这是因为，正如塞利格曼所强调的，我们已经变得过于专注“治疗”精神疾病，而完全不去讨论人类生活经验中的微妙之处。直到最近，我们才开始研究幸福。

幸福不就是一种感受吗？

积极心理学的早期研究者用“主观幸福感”（subjective wellbeing）来指代幸福，单纯指愉快情绪产生的频率和强度（因此，快乐、平静、自豪、敬畏、爱等被统称为“积极影响”），相对来说，就是不愉快情绪或“负面影响”（例如悲伤，愤怒，沮丧，忌妒）的缺失，这是一种整体性的生活满意度。然而，生活满意度不仅是一种感觉，它还是某人对其生活满足程度的一种心理判断，就像所有的判断和看法一样，会受当下境遇、环境、过去经历等因素的影响。许多因素都会给人带来积极或消极的影响，这些因素包括生理和行为特征，例如饥饿和口渴以及睡眠质量——都牵涉许多因素！

什么使我们快乐？七大因素

随着积极心理学的发展，人们进行了越来越多的研究，想了解到底是什么能使我们快乐。我们越来越清楚，幸福不仅是一种感觉，所以现在的重点是为什么有些人能拥有幸福，而有些人没有？以及为什么幸福如此重要？

有人认为幸福有七个核心因素，它们是：家庭和亲密关系（这被视为最重要的幸福因素）、财务状况、工作（与财务不同的是，工作能够提升自尊和自我评价）、社区和朋友、健康、个人自由和个人价值。然而，我们并不仅是说你的生活中存在这七个因素，我们更要探讨的是，它们对你个人的重要性。将幸福概念化通常是有用的，因为它向我们展示了提升幸福的途径——我们可以采取什么方式让自己更幸福。

因此，为了帮助人们消除当前生活中的困惑或不满，我喜欢从以下这个简单的评估练习开始，以增强三 A 法则中第一步的觉知。如果你一直在寻找彩虹尽头的幸福宝藏，也可以试试。

练习：生活评估

以下每一项都是你目前可能觉得特别满意或者不满意的生活领域。请对每一项进行评分，满分为 10 分，分数越高说明你感到越满意，如果你在某个项目感觉匮乏，请给出较低的分数甚至 0 分。请记住，这并非对你的评判，因此，现在，请你花点时间，想想你对每一项的感觉如何。

- 重要的人 / 伴侣
- 个人价值
- 休闲爱好
- 个人自由
- 职业
- 金钱或财务安全感
- 健康
- 朋友和家人

现在，看看你的分数——有什么让你眼前一亮的吗？有什么令人惊讶的地方吗？

看看你得分最高的两项和得分最低的两项，标记出来，反思一下你为什么要给出这样的评分？

花几分钟来考虑这个问题，没有必要急于回答——要对自己诚实。

对安娜来说，她的两个高分项是“朋友和家人”和“个人价值”，她这样打分的原因与她在第一次找我咨询时告诉我的内容相吻合。高分项当然很重要，但低分项更具有说明性。她的低分项是“健康”和“个人自由”——安娜似乎不太愿意给“个人自由”打低分，甚至对此感到难为情。

低分项无疑让安娜的内心受到了刺激，当我们首先探讨为什么她的健康项无法让她满意时，她的小 T 创伤记忆被唤醒了……

与安娜一起分析之后，我们发现，她的生活几乎完全专注于工作和家庭，因为这些是她个人价值的关键所在，但很明显，她发现要平衡生活中的各个领域是很困难的。在分析安娜的生活评估，为了更深入地挖掘她的小 T 创伤，一个富有启发性的经历出现了。在青少年时期，安娜有很长一段时间身体状况都不好，但是医生对她的医治都是敷衍了事，因为无数次的血液检查和其他测试结果都是正常的——以至于她开始怀疑自己是否真的生病了，并最终认为这都是她大脑的幻想（见本章后述的**“医学煤气灯效应”**）。安娜错过了学校的很多课程，并开始觉得自己不仅在课业上，而且在生活上都落后于人。后来虽然她的情况逐渐好转，但也留下了永远无法追上别人的心理暗示，即使客观上她与同龄人的水平不相上下。你是否曾经做过这样的梦，梦到你错过了什么，可能是错过公交车或火车，你大声喊：“停车！开回来，我要上车！”你追啊追，拼命地追赶，但你心里知道，你已经永远错过了它。安娜也对自己的想法感到厌恶，就像那个不停追赶公交车的梦境一样，无论她做什么，无论她获得多少奖项和晋升，无论她实现了什么目标，这种感觉似乎都伴随着她（第 10 章对此有详细的讨论）。父母对她也很支持，尽管非常担心，但还是反复告诉她这些都不是问题，他们只是希望安娜快乐。

快到 20 岁的时候，安娜的健康状况开始恢复，她竭尽全力想恢复到生病前的状态——那个快乐无忧的女孩——这样她就能让深爱她、包容她、为她操劳的父母满意。问题是，实际上没有人告诉我们如何才能幸福——学校并没有开设幸福课程，学校单方面认为每个人都知道如何才能幸福。因此，在年轻的安娜看来，回到她少年时代的梦想——从事创造性的工作，似乎是实现这个目标的最佳途径。

这就是为什么安娜每个月去看望父母时，黑暗总是笼罩着她的心——她知道自己每天都在让父母失望，因为她大部分时间都感到不幸福，却还要欺骗父母，滔滔不绝地说自己生活得很好。父母只是告诉安娜，他们希望她幸福，然而无论她如何努力，这都是无法把控的事情。回到当下，安娜觉得自己实现了卧病在床那几个月里所幻想的东西，但她还是觉得不满意，甚至还深深地忧虑自己的健康状况。为了追求永无止境的幸福，安娜忽略了生活中的一些重要领域，这已经开始影响到她的健康，基本上让她重新回到了生命中最困难的时期——那时她身体不舒服，找不到任何答案。

安娜认为，无论是在幸福感，还是在健康方面，她都在让那些曾在她最沮丧的日子里支持过她的人感到失望。但是，在觉知阶段，重要的是不要掩盖安娜在健康问题上的经历——特别是，她在寻求诊断过程中遇到的困难可能会演变成“从此不再幸福”这个小 T 创伤主题的一部分。

关注小 T 创伤：医学煤气灯效应

“煤气灯效应”一词表示当有人不断打击你的自信心，以至于你开始质疑自己的信念、体验，乃至对现实的掌控感。煤气灯效应经常出现在亲密关系中，是一种胁迫性控制。它是一种非常糟糕的心理虐待形式，但在医疗保健等领域，还会出现更微妙的煤气灯效应。当医生不去倾听病人的意见，漠视他们对症状的体验，并且

将一系列医学症状和体征进行“心理化”时，这就是某种形式的煤气灯效应。这种现象在女性身上更为常见，

这也是许多只影响女性或主要影响女性的疾病，需要很长时间才能诊断出来的原因之一。例如，女性平均需要 4 至 11 年才能被确诊患有子宫内膜异位症，在此期间，导致身体虚弱的疼痛和其他症状，可能对女性及其家庭生活造成严重的破坏，例如这会带来不可逆转的生育问题。即使男性和女性出现同样的症状，但由于性别偏见，女性往往不被相信，并且需要等待更长的时间才能接受治疗。因此，这样的医学煤气灯效应更加隐蔽，因为它可能导致人们默默地承受痛苦，也不会寻求帮助去处理这些可以被治愈的疾病。

在这里，我们开始了解，随着时间的推移，小 T 创伤集群是如何慢慢构建起来的，以及人们为何很难确定生活中的不满或不幸福感受。安娜的案例出乎意料地启发了我们——医学煤气灯效应给她带来的经历不仅影响到她了解自己身体的信心，还影响了她对生活其他方面的信心。与小 T 创伤普遍给人带来的感受一样，安娜认为她的经历并没有严重到需要获得关注的地步，但在寻找诊断的过程中遇到的麻烦，使她觉得生病都是

她自己的错。安娜通过闪亮的、梦幻般的创造性职业，非常努力地用幸福的外衣来掩盖这种羞耻感——她的职业其实正在开始失去光泽，看似积极，其实是有毒的。

关注小 T 创伤：有毒的正能量诅咒

有毒的正能量指的是如下的信念：无论情况如何，我们都应该有一个积极和乐观的心态。日常生活中就有这样的例子，不管你在经历什么样的痛苦，总有人会说："保持正能量！""昂首挺胸！""要看到光明的一面。"当然，我们也知道，幸福和其他积极状态（如乐观）对健康有好处，但是，在他人或自己分享非常困难的经历时，使其感到羞耻，对心理健康是有害的。

然而，有毒的正能量往往并不带恶意；相反，我们中的许多人看到人们应对生活中的挑战时，除了这样做之外，也不知道如何给人安慰和支持。我们觉得，让我们所爱的人相信明天会更好，这很有帮助，却不知道这让人感到孤立和被忽视。就像面对充满挑战的情绪，想要从容不迫是非常困难的事情一样，当我们所爱的人处于痛苦中的时候，保持从容不迫也同样是非常困难的（虽然这是绝对必要的）。

但是，将痛苦和悲伤置之不理，并不能解决问题。有毒的正能量是有害的，因为它不允许人们通过处理他们的生活经历来调节自己的情绪。在最好的情况下，有毒的正能量也会使人感到相当困惑，他们有时会冒出烦躁的情绪，而不太确定这种烦躁来自哪里。在最坏的情况下，它会导致人们处于警戒，不敢开诚布公地谈论自己的感受和体验，因为他们觉得羞耻。还可能伴随着焦虑感和孤立感，本身就是一种小 T 创伤形式。

所以下次有人向你诉说他所陷的困境或痛苦感受时，与其说“哦，明天会更好”，不如侧耳倾听。我们只需要认真地倾听，不需要给出建议或试图想出一些话来让别人感觉更好——我们要做的是，认真倾听他们在说些什么。在某种程度上，我们已经丧失了倾听的技能，所以这需要练习——当你的朋友和爱人与你在一起，向你敞开心扉的时候，你可能会发现你的大脑在飞速运行，你在思考，并琢磨如何回应。如果发生这种情况，轻轻地把你的思绪拉回到谈话中，静静地守候着对方。较之强调积极心态的重要性，以及充满善意但是考虑不周的建议，这样的做法更有帮助。

三 A 法则的第二步：接纳

既然我们已经很好地连接了小 T 创伤之间的点，也了解到为什么在生活中，我们会以牺牲某些领域为代价来优先考虑另一些领域，那么，我们通常就会变得更加平静，不那么疯狂——随着我们对情绪世界的理解加深，我们不再需要总是戴着快乐的面具。有了这个很好的开端，我们就可以进入三 A 法则的下一个阶段——接纳——从而培育这种全新的觉知。

练习：绘制生活坐标图

在三 A 法则的运用过程中，我最看重的是一种简单的绘图技术。在处理生活中的对立力量时，我们可以采用这种简单的方法，绘制出它们之间的关系。我们可以从“生活评估”中得分最高和最低的领域开始——对安娜来说，它们分别是工作和健康——并将这些领域的当前状态以点的形式体现在由 X 轴和 Y 轴构成的坐标内。对于安娜来说，她的工作量很大，健康状况很差，如图 2.1 中的三角形所示。试着在空白坐标系上绘制出各点，这样你就可以看到诸如工作（或工作量）和健康之间的关系。像本书中所有的练习一样，我们需要具有诚实和开放的态度，我们也可以看到，安娜能够坦率地说出，当她的工作量达到最大的时候，她的健康开始恶化。接下来，试着移动坐标点，看看在生活中各个领域之间的关系会发生什么变化——在这个案例中，当减少工作量的时候，安娜就会感到自己的健康可能会得到改善——坐标上的十字点说明了这一点。最后，安娜回顾了自己过去的经历，当她的工作量很低的时候，健康就处于最佳状态（坐标上的五角星表示）。你自己也可以试试画几个点，看看改变某个生活领域的量值对另一个领域产生什么影响。安娜发现自己的工作量和健康之间具有明显的线性（直线）关系，但对许多人来说，这种关系可能看起来像一个 U 形曲线，在两个生活领域之间存

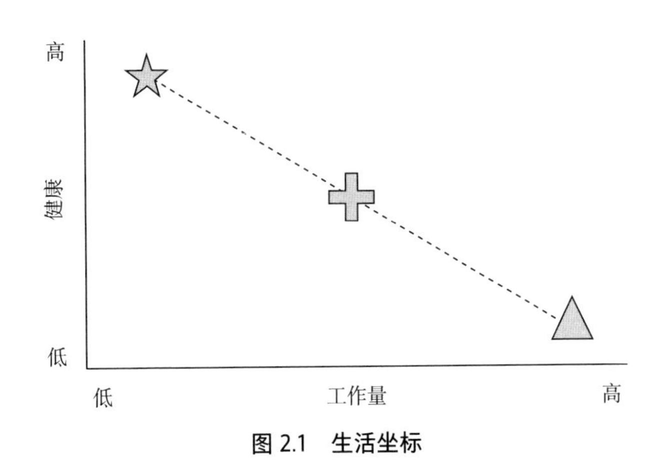

图 2.1　生活坐标

在一个最佳点，换句话说，如果你的图表看起来与这个例子不同，不要担心，因为在这个阶段，我们正朝着接纳的旅程迈进。

现在，安娜开始接受了如下的严酷现实：（1）醉心于事业会危及她的健康；（2）人们所说的幸福目标本身并没有那样美好。

你在自己的生活坐标图中发现了什么？是否有一个领域优先于另一个领域，从而损害了你的整体生活质量？我的一位客户克利奥（Cleo）发现这个练习很有挑战性，因为她发现，自己过去把绝大部分时间、精力和资源都花在了家庭上，现在孩子们不那么需要她了，她发现自己在生活的其他领域也很匮乏。克利奥无论如何也不会改变自己的育儿方式，但在养育子女的忙碌中，她有点迷失自我，这让她很难接受。这种练习从情感和心理上可能让你觉得很困难，所以如果我们探讨的任何技巧让你备受打击，请花点时间，试试第 1 章讲的呼吸练习。

一味追求幸福带来的问题

人们总是喜欢说："我只希望你幸福"——这句话非常正面，充满温暖、关爱和支持。然而，这句话可能会给现代人的情绪带来最大的破坏。我这样说可能会让有些人感到惊恐，但是，仅仅希望别人或自己幸福，这会带来一个根本性问题。这就像对孩子们说：“我想让你们去捕捉一只美丽轻盈的蝴蝶，并永远把它保存在一个瓶子里。”

蝴蝶当然确实存在（我们在这里不是在谈论稀有物种，只是常见的带翅昆虫），我们也有可能捕捉到一只，并将其保存在瓶子里，但它不会存活很久——然后，当你的亲人不断告诉你，世界上最美好的事情就是拥有一只蝴蝶时，你再一次失去了这只蝴蝶。

因此，试图永远保持幸福，可能会演变成某种形式的小 T 创伤，因为这肯定会让人们一直都觉得不够好。如果父母对你的所有期望都是你永远无法实现的，那么，你就注定是个彻底的失败者，对不对？

但事实并非如此，如果我们能准确地理解幸福是如何产生的，就会很有帮助。

享乐跑步机

享乐适应理论[①]，也被称为享乐跑步机，就是试图去捕捉那只蝴蝶。有些人把它描述为追逐彩虹，但这并不完全正确，因

① 享乐适应理论：指当环境的改变给人带来快乐时，人们通常会很快习惯周围的改变，恢复到平常快乐的程度。——编者注

为在享乐跑步机上，你可以体验到幸福，即捕捉到蝴蝶；而如果你去追逐彩虹，你就永远无法把那个五彩缤纷的幻象握在手中。幸福并不是一种幻觉，而是一种真实的体验，但享乐适应原则指出，在短暂的快乐爆发之后，我们总是会回到自身的幸福基线水平（baseline level of happiness）上。此外，当持续地获得同一种幸福的感觉时，我们会在某种程度上习惯于这种感觉，因此这种幸福感会随着时间的推移而消退。

有一些令人称叹的研究，对此种现象进行了探索，研究了在经历极大的幸运事件或威胁生命的负面事件之后，人们的幸福水平会发生什么变化。在彩票中奖一年后，中奖者对他们的生活满意度平均只比此前稍微提高了一点——有时他们实际上较之前更不快乐，甚至希望他们从未获得过这笔钱。另外，因为重大的生活事故导致截瘫或瘫痪的人报告的幸福水平，仅略低于相同身份的正常人。

这也揭示了幸福的另一个秘密：我们倾向于高估生活变故（幸运和不幸事件）给自己带来的感受变化。这被称为影响偏差。我们认为会使我们感到开心的事情的确会提升幸福感，但这样的提升并没有我们想象的那么大，也没有那么长久。同样地，我们所担心的那些情况，可能也并不像我们想象的那样具有破坏性。但是我还想与你分享一个秘密……

从根本上说，我们并不需要永远幸福

花一分钟时间好好想想——我们并不需要一直幸福。

但我们当然应该追求幸福，对吧？如果不是这样，存在的意义是什么呢？虽然很无聊，但我们的确应尽可能长久地存活下去，繁衍后代，让人类延续下去。这种想法乍一看像是失败主义，但实际上，我认为它是一种解放——因为一旦你放下对永远幸福的渴望，就开始过上真实而务实的生活。这样，你就能创造出新的生活状态，平静、深刻的满足将会是你的常态，你不会再过着时而欢喜、时而忧愁的享乐跑步机上的生活。

幸福的摇钱树

全球健康产业包括积极和激励性思维、各种幸福课程和产品，以及无数的心、练习，目前价值高达数万亿美元。一万亿——也就是一百万个一百万。这一大堆励志名言吞噬了我们辛苦赚来的金钱。从某种意义上说，健康产业是以一种更加政治正确的面孔出现的新型美容业——它使用同样的心理技巧，不断吸引着我们。它给我们带来的核心错觉是，我们应该是幸福的——时刻都要如此。

为什么人们可以通过“健康”赚到这么多钱？原因

就在于内在的程序并没有设定我们要一直幸福，所以追求一直幸福是永远不会成功的。但在勇往直前的人生征程中，人们不断告诉我们必须幸福——如果我们不幸福，那么，就意味着自身有一些根本性的错误需要修复。

所以我们追求幸福——那些短暂的纯粹幸福时刻绝对是令人心驰神往的。但是这些时刻寥若晨星，因此品尝每一个欢乐的时刻就显得弥足珍贵。

三A法则的第三步：行动

这里的行动都是关于享受那些转瞬即逝的幸福时刻和其他积极情绪的，同时致力七大因素（家庭和亲密关系、财务状况、工作、社区和朋友、健康、个人自由、个人价值）的长期平衡，从而产生可持续的满足感。

照亮自己的小窍门

让幸福的小时刻点缀你每天的生活，这将增强你的幸福感，并试着接纳：我们需要体验人类的所有情绪，才能过上充实的生活（下一章将对此进行更多的介绍）。这里有一些简明扼要的方法，可以让你提升情绪，而不会再次陷入享乐跑步机的生活。

给自己准备一个赞美罐：准备一个空罐子，每当别人赞美你的时候，就在纸上记下来，然后把它放进你的赞美罐里。你也可以写下你所欣赏的自身品质（我知道这很难，但通过练习会变得容易一些），或者让家人告诉你，他们看重你哪些品质，写下来放进你的赞美罐。也要考虑自己所取得的较小成就——不必是重大成就；最好专注于小事，例如完成一项艺术创作，或耐心回复一封无礼的电子邮件。然后，在你需要振奋精神的时候，闭上眼睛，掏出一句赞美的话，以此照亮这一天，让自己更加自信。

微笑：是的，就是这么简单！你甚至不需要发自内心的微笑，就能把悲伤的脸变成笑脸。堪萨斯大学（University of Kansas）的研究人员发现，即使是虚假的微笑，也能让你的心情变得更好。但发自内心的微笑在提升情绪方面的效果更好。而我发现获得真诚微笑的最好方法是使别人微笑。法国神经学家杜兴（Guillaume-Benjamin-Amand Duchenne）发现，真诚的微笑——被称为杜兴式微笑——是通过眼睛和嘴巴周围的肌肉来表达的，而礼貌性的微笑只是改变了嘴巴的形状。所以，给自己一点挑战，让别人产生杜兴式微笑，用幸福的火花照亮自己和他人一天的生活吧。

幸福的身姿：花点时间考虑一下，在快乐的时候人们具有什么样的身姿——他们如何站立并保持姿势，换句话说，他们的姿态如何——或许是昂首挺胸，热情洋溢？现在，将此与人们在情绪低落时的身姿进行比较。在情绪低落时，人们是否含胸驼背，散发出一种封闭的、无法靠近的感觉？人们常说，身体行为是内心的表达，但这是双向的——改变我们的身体姿态和肢体语言，也可以直接影响我们的感受。下次需要振奋自己的时候，请摆出一个幸福的身体姿势。

获得长期满足感的处方

为了进一步研究包括生活满意度在内的可持续的个人幸福，我们可以回到本章前面的“生活评估”。如果你在生活中的某些领域有所匮乏，你可以进行针对性努力，就有可能从及时享乐的幸福体验转向更深刻的、自我实现的幸福体验（见本章前述“幸福的哲学”）。再看一下你的评分，并问自己：

- 你现在觉得在哪个领域工作最有动力？
- 你为什么选择这个领域？
- 对你来说，什么样的状态才能在该生活领域获得满分？
- 如果你的分数很低，要怎样才能提高两分？

现在，在经历了三 A 法则的前两个阶段——觉知和接纳——之后，我们发现动机是最重要的，这就是为什么该过程对三 A 法则如此重要。让生活发生改变需要付出努力，但是，现在你知道自己拥有相应的知识，善待自己，能够针对“生活评估”[①]中的某些领域进行“治疗性生活方式改变”（TLC）。在最后的行动阶段，安娜的小 T 创伤不再对她产生那么大影响了，她提出以下的行动要点，把匮乏的生活领域（即健康）从 3 分提高到 5 分：

- 将自己的生活状态对家人坦诚相告——有美好幸福的时刻，但有时，在工作中也可能遇到困难和挑战。
- 在工作和家庭中，调整自己取悦他人的倾向。
- 每天安排一些休息时间，即使只是在午餐时间出去走走。

本书后面还有一些关于平衡七大因素的建议，这样你就可以迈向更充实的生活。

① 生活评估：本章前述的练习。——译者注

梅格博士的日志提示：获得可持续的满足感方法

1. 回想三件能给你带来快乐的简单日常事件，并在你的日记中记述下来。

2. 你每天采取什么样的措施重视自我关爱？如果答案是“我没有采取措施”，那么想出你能够为自己做的三个小善举，并记下来。

3. 什么能让你感到最有活力、最具灵感，并充满动力？

第2章的关键小T创伤信息

如同用巧克力无法泡茶一样，期望自己一直幸福也是毫无用处的，但我们可以培养一种更深刻的幸福感，而不是依赖于永无休止的享乐跑步机。我们要在重要的生活领域建立起平衡，而不必依赖享乐主义的幸福刺激——相反，我们可以建立一个坚实的满足基础，从而建立可持续的情绪生活。

第3章

我们只是麻木了

在本章中，我们将探讨：

- 抑郁和颓废之间的区别
- 心理健康连续体
- 情绪素养和情绪生物群落
- 有毒的男子气概
- 体验各种情绪如何滋养情绪生物群落，并增强心理免疫系统

我们经常听到“抑郁”这个词，仿佛这两个字就清楚地展现了一切——问题和解决方案。尽管抑郁症的发病率持续上升，但值得庆幸的是，大多数人不会经历这种可诊断的精神健康障碍。相反，我们遭受的是一种情绪疏离感，这往往是由于小 T 创伤。此章将探讨我们感受到的舒适的麻木，以及我们如何从这种麻木状态中解脱出来。

一个新客户来找我，他弓着双肩，眼睛盯着地板，说话的时候无精打采。诺亚（Noah）并不想来我这里，他自己也是这么说的，但是：

> 我和一个老朋友喝了一杯，他告诉我必须采取一点措施。他说和我在一起喝酒很尴尬，他就像和一个陌生人坐在一起，上帝保佑他，实际上他直截了当地说他很担心我。所以我就来到这里，除了这些，我不知道还能跟你说些什么。

有些人来到我的办公室，双方还没有打招呼，他们就开始分享，直到一个小时的计时钟响起，都还没有讲完。然而，另外一些人却发现难以用语言表达他们所经历的事情——诺亚就是这样的人。然而，诺亚还是在沉默的间隙（大量的疗愈可以通过沉默获得）说："你认为我抑郁了——我没有抑郁。我很聪明，不会抑郁的。"

接下来，我们一起开启了我们的旅程。除了心理健康问题仍然受到污名化这一事实外——在过去的五到十年里，我们在探讨心理健康方面做得非常好，但仍然有很长的路要走——重要的是，诺亚知道自己不是处于什么状态，但却很难用有意义的语言明确表达他所经受的情绪。

我们又坐了一会儿，最后诺亚说他是"麻木的"——这种状态已经持续了很长时间，他找不到任何其他方式来描述它。

什么是抑郁症?

偶尔感到有点低落是完全正常的，这其实是人类生活的一部分。事实上，我们更倾向于感受到负面情绪而不是正面情绪。这是因为从进化的角度来看，为了生存，我们最好要去注意最糟糕的情况。尽管现在的生活比早期人类的生活要安全得多，但我们的大脑还没有抛弃这种固有的负面设置。那么，当我们感觉到悲观忧郁的时候，如何判断这是很严重的症状（例如临床抑郁症），从而需要治疗呢？以下的迹象表明，你的感觉可能更多地与潜在的抑郁症有关，而不仅是与小 T 创伤有关：

在过去的两个星期里，你是否：

• 大多数时候感到悲伤、空虚或绝望。

• 对曾经给你带来乐趣的日常活动不再感兴趣。

• 无法入睡或似乎睡得太多，甚至白天也想睡觉。

• 感觉比平时更累，更无精打采。

• 要么没什么食欲，要么吃的比平时多，体重每月增加或减少 5% 以上。

• 自己感到失望，或者觉得让别人对自己失望了，认为自己是个失败者。

• 即使对于简单的事情，也很难集中注意力，甚至无法专注地看日常的电视节目。

• 感觉烦躁或不安，或者相反，你言行的反应比平时更慢。

• 有自杀的念头，或者即使没有明显的自杀企图，也会反复想到死亡。

• 因为上述症状，发现自己难以承担正常的日常活动和责任，如工作、学校和家庭角色。

这可能是高功能抑郁症（high-functioning depression）吗？

你可能已经发现自己经常出现上述的某些症状，它们让你感到不舒服，但还不足以成为致命的一击，让你无法正常生活。这可能是“高功能抑郁症”的征兆，这种心理健康表现经常无法被诊断或经常被误诊，这是因为抑郁症的诊断通常需要可观察到的障碍——很难与亲朋好友和家庭保持联系，在工作中表现不佳，无心从事自己的爱好或运动。换句话说，你的内心可能非常痛苦，但外表看起来一切正常。具有这种能够坚持正常生活的能力，并不是说这就是一种不那么严重的抑郁症，但这确实使它更难被识别出来。如果你发现自己需要付出巨大的努力才能承担“日常生活活动”（我们喜欢这样称呼它），并且已经经历了本章中列出的其他症状，那么请寻求帮助。通常情况下，我们只有当自己的状态摇摇欲坠，似乎无法稳稳地立足的时候，才会意识到自己可能出现了心理健康问题。不管你是不是高功能抑郁症，早期的干预确实可以改善症状——我知道，这说起来容易做起来难，但一定要向外寻求帮助，在触底之前，你就会遇到接住你的双臂。

抑郁症等心理健康问题是非常普遍的——事实上，即使你从未经历过心理健康方面的问题，你认识的人很可能也经历过。但是……如果你只是在很多时候（而非一直）感到相当糟糕，我们就需要仔细探讨一下小 T 创伤和情绪素养这个话题。

三 A 法则的第一步：觉知

虽然诺亚没有达到抑郁症的标准，但他肯定仍在与“麻木”的小 T 创伤作斗争——因此我们需要从三 A 法则的第一步——

觉知——开始。前文提到，心理健康和精神疾病之间存在着巨大的差异，在传统医学中，我们往往只对最严重的症状进行治疗。这就导致有一大批人，虽然并不是很幸福，但却没有抑郁到需要专业帮助的程度。在我看来，这样的状态也是不可接受的，因为我们都应该拥有幸福美满而不是消极颓废的生活。

在新冠疫情的第一年里，“情绪颓废”这一话题开始变得备受关注，但这个词在积极心理学领域已经使用了一段时间。如果我们观察图 3.1 的心理健康连续体，就可以分辨出心理健康和疾病之间的差异，以及参与水平之间的差异。当诺亚和我一起看这个模型时，我让他指出他目前对生活的体验感受如何，他说介于颓废和惯性滑行之间，但他的日常生活还在正常运转。他可以正常工作，养活自己，等等。但是当朋友说他的言行就像廉价僵尸电影里的表演时，他才如梦初醒。他承认，他从来没有这样考虑过心理健康问题。这时候，我提出了小 T 创伤问题，开始分析诺亚的小 T 创伤集群。

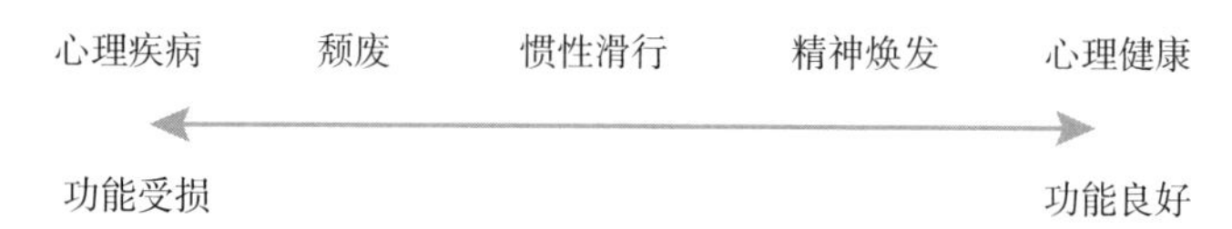

图 3.1　心理健康连续体

由于诺亚觉得谈论自己的情绪很困难，所以要想了解他的小 T 创伤，比较容易的方式是首先关注他生活中的实际层面。

诺亚透露，他想找一位伴侣，但认为通过在酒吧或工作场所这样的常规方式找女朋友不可行。因此，他决定尝试网上约会，并对此抱有很高的期望，因为他觉得至少这种方式可以使他避免在公众场合被拒绝的尴尬。“我错了——在镇上，一个晚上我只不过被拒绝一次，而在网上，我一天至少被拒绝十次。”他本以为这么多潜在的约会对象，会增加他找到意中人的机会，结果却遭遇了似乎没完没了的拒绝，这才是最痛苦的经历。虽然开始的时候他也很兴奋，因为在他直接或间接的社交圈中，没有一个人能让他看清自己。但是，诺亚直言，过了一段时间后，他感觉很压抑。我问他是否会将这些经历分享给他的朋友——“当然不会，他会肆意地嘲笑我的！”除了“网上约会”的小 T 创伤，朋友也是导致诺亚麻木的一个重要线索。

关注小 T 创伤：网上约会的可怕之处

约会应用程序已经将人类的求偶过程简化为手指的滑动——尽管对一些人来说，这可能有效，但对其他许多人来说，这种表面化的过程缺少了与恋人面对面才能体验到的所有细节、复杂性和多面性。虽然在酒吧或工作会议上，我们也会在几秒钟内对某人进行视觉评估，但我们同时也有机会与他们互动。他们可能很有趣，熟稔《星球大战》（*Star Wars*）的背景故事，并且与你具有一样的极致品味，你还能够通过他的双眼获得某种感受，这是从美颜照片中无法捕捉到的东西。网上约会不仅将求偶过程剥落得一丝不挂，而且还是以一种残酷的方式进行的——这通常让人感到不安全，消极地沉迷于社交媒体，并表现出一些抑郁症的症状。

为什么小 T 创伤让我们很难表达自己的感受?

诺亚和他的朋友关系显然很亲密，那么为什么难以分享自己的感受呢？在孩童时代，我们往往都被告知："不要大惊小怪！""请乖一点！""为打翻的牛奶哭泣没有意义！"更严重的是说"要做个男子汉"。在某种意义上，当小孩无缘无故地发脾气时，这种类型的行为矫正是有用的。但是，当这种做法引导我们把表达"消极"情绪与羞耻感联系起来时，就会形成小 T 创伤。另一位名叫莉莉的客户提到，她的母亲曾经经历过严重的抑郁症，所以在小时候，她就不遗余力地努力"让妈妈好起来"——这当然是不可能的——所以即使现在成年了，她还是害怕向任何人分享自己的黑暗想法或感受。因此，在这两个案例中，小 T 创伤的伤痕很早就出现在家庭生活中。在家庭生活中，除了吃苦耐劳，其他都被认为是不可接受的，而在莉莉的例子中，甚至被认为是危险的。保持冷静，继续前进，最好一直前进，昂首挺胸，等等，直到永远。

我们在此暂停一下，好好想一想，也许没有固定不变的"美好"或"糟糕"情绪；相反，所有的感觉都是有用的信息。如果我们的养育者认识到这一点，并且能够帮助我们理解这一点，结果会如何呢？他们的养育方法会有所不同吗？对我们随后的生活会带来不同的影响吗？每个人都会时不时地感到愤怒、悲伤和沮丧，但是，如果我们不去掩盖这些情绪，而是学会以健康灵活的方式处理这些情绪，情况又将会如何呢？这里的秘密是，美满生活和持续颓废生活之间的区别，在于我们如何管理这些情绪——而不是排除"糟糕"的情绪。

在极端情况下，当识别情绪上出现障碍就被称为缺失情绪识别能力，或者用更学术的医学用语，称为"述情障碍"（alexithymia）。情感缺失与上述儿童时期和青少年时期的情感迟钝以及大脑额叶损伤有关（幸运的是，我们中很少有人会经历后者）。一些述情障碍患者是可以识别积极情绪的，但是无法识别消极情绪，而对另一些人来说，他们无法识别所有情绪。不过，一般来说，绝大多数人都能描述非常强烈的情绪，但是，很难识别更微妙和柔和的情绪。这种能力就是我所说的"情绪素养”，它非常重要，因为精通各种情感词汇，可以帮助我们驾驭小 T 创伤，并从生活中获得最大的收获。

但是，如果从来没有人教你如何去讨论感受，事情就难办了，就像在诺亚的例子中，他主动关闭了这种类型的表达。事实上，诺亚也说过，他发现自己很难去谈论情绪——“你要知道，男人不会去谈论情绪”——这与他小 T 创伤拼图中的另一块有关。

关注小 T 创伤：大男孩不会哭泣——“有毒的”男子气概

尽管现在有针对男性的支持项目，但是男性寻求帮助的行为（比如向别人倾诉自己的困难）仍然远低于女性。在许多社会中，有毒的男子气概，例如强硬、攻击性、不要流泪等极端男性特征仍然很盛行。事实上，我认为情况正变得越来越糟——只要看看影视、音乐和社交论坛等文化媒体，就会很容易发现，虽然有证据显示，人们对男性的定义进行了更细致的探讨，但是，卡通化的“男子气概”仍然是触目可见的。我们知道，诸如此类的社会规范会对男性寻求帮助的行为产生影响。在这种情况下，有毒的男子气概就成了一种小 T 创伤，让男性很难与他人谈论自己的生活经历和感受，他们甚至根本无法识别某些情绪。

三 A 法则的第二步：接纳

对我们许多人来说，用语言表达自己的感受是非常困难的——从本质上说，我们的情绪素养可能很低——因此，从下面的练习开始，以非言语交际的方式慢慢地探索情感是很有用的。在此，我们可以开始进入三 A 法则的第二阶段：接纳。与情绪打交道可能是很有挑战性的，因此，如果有任何感受让你觉得不知所措，无论人们通常认为它是积极的还是消极的，这都是一个好的开始。

练习：情绪漫画

你在节日的时候有没有被人画过漫画像？在画像中，你那不那么整齐的牙齿显得很呆萌，微微卷曲的头发四散开来，像是起了静电反应？我画画并非为了获得糖果，但这样的练习总是让我想起那些昂贵的假日美食，通过放大情绪的某个特征，许多难以言表的情绪都可以被栩栩如生地表达出来。

首先，回想一下你最近经历过的“积极”的强烈情绪。因为我们每个人表达感情的方式都不一样，所以这里没有对错之分——你想到什么都可以。

- 接下来，拿出一张纸，画一个简单的身体轮廓。
- 现在，设想这种情绪驻留在你身体的哪个部位？把它画在那里。
- 想一想，这种情绪到底是什么样子的——它有怎样的轮廓？例如是带刺的，还是柔软的？画出来。
- 这种情绪是什么颜色？例如是辣椒红还是深蓝？画出来。
- 这种情绪在身体中朝着什么方向发展？是向外还是向内？是向上还是向下？是画出来。
- 这种情绪具有什么样的温度？是微温的还是温暖的？是滚烫的还是冰冷的？画出来。
- 这种情绪运行的速度怎样？是快还是慢？画出来。
- 现在回想“消极”的情绪，按照上面的步骤同样地画出来。
- 观察这两幅图画之间的差异。
- 现在，稍微调整颜色、形状等，看看自己对每一幅画的感觉又是如何。

我希望你画的两幅画能展示出不同情绪在特征上存在的差别。我们把这些特征称为“次感元”(sub-modalities)，一旦识别了这些次感元，我们就可以对它们进行调整——把它想象成相机镜头的放大和缩小。你可以进行调控，所以回到你的图画中，改变它们的温度、速度、颜色等。你现在感觉如何？你也可以在这里使用你的听觉，想象出与情绪相关的声音和音量，然后将它们的音量、音调和节奏调高或调低。

对诺亚和莉莉来说，在提高情绪素养上，这个练习帮助他们迈出了试探性的第一步。我们要将“虚无”感、自我信念以及自身经历造就的对世界的感知方式三者联系起来，在此过程的早期，耐心和自我同情是至关重要的。你可能会发现，在人生的旅途中，某些信念的增强就像一个缓慢燃烧的过程，直到最后什么也没有剩下——只剩一种麻木的虚空。

情绪生物群落——多样性的重要性

低水平的情绪素养已经非常常见，然而这是有害的，因为作为人类，我们需要体验和表达各种各样的情感，并毫无保留地**接受自己的感受**，认为它们是“OK”的。我喜欢将各种情绪与肠道微生物群做比较——在过去几年里，我开始痴迷于肚子里的生物群，向它喂食益生菌、泡菜和各种各样的发酵食品（也可能只是一边阅读这方面的资料，但是依然一边冥顽不灵地大嚼巧克力！）。研究人员、科学家和电视上的医生告诉我们，摄取自制酸奶和酸菜有助于保持（肠道内）微生物和有益生物的多样性，从而加强我们的免疫系统。我们需要这些小家伙，就像它们需要我们一样。专家们曾经告诉我们，肠道细菌有“好”和“坏”之分，但现在我们逐渐意识到，并没有恶魔在我们的肠道中溜达。相反，肠道在我们体内形成了一个独特的宇宙，如果这个小型世界失去平衡，我们就会出现健康问题。我们的情绪微观世界，被我称为**情绪生物群落**（Emotobiome）——也是如此，我们允许自己体验一系列感受，从而滋养我们的情绪生物群落，让“良好”和“糟糕”的情绪和谐相处。

情绪的色彩都是你涂上去的——你前夫的一条短信可能会引发你强烈的挫折感，请注意这种强烈感闪耀出的光芒，将为你提供有用的信息。愤怒、忌妒、悲伤——这些情绪时常遭到诋毁，而它们实际上都是正常而且必不可少的情绪反应。忽视或掩盖它们，就像在火车轨道上行走一样危险——即使是不舒服的情绪，也是有用的，它们在告诉我们需要倾听什么。记住，情绪只是信息——如果我们停下来倾听，就会获得未来的路线图，找回更加真实的自我。否则，我们最终会像一座休眠的火山——表面上平静，但是被小T创伤触发后，无法控制的怒火就会喷涌而出。所以，我要再次响亮而清晰地说一遍——并没有“糟糕”的情绪。相反，就像我们现在认识到肠道微生物群的多样性一样，认识到情绪生物群落的存在，对情绪健康和情绪素养是非常重要的。我们需要具有多样的情绪，就像我们的身体需要肠道里具有数万亿的微生物一样。

练习：表情符号游戏

为了进一步帮助培养情绪素养，避免自己沉浸于舒适的麻木中而错过了生活，我建议大家采用以下的快速练习，你可以随时用智能手机完成它。

首先，打开你用手机与人沟通时使用最频繁的应用程序——短信、WhatsApp、脸书（Facebook）等。现在看看你最常使用的表情符号——它通常处于在表情列表的第一个。

问问自己：

- 对你来说，这个表情符号意味着什么？
- 你最后一次真正感受到这种情绪是什么时候？
- 花点时间自我反思一下，因为这个联系可能比乍看之下更具有情绪挑战性。觉知自己的感受，通过腹部进行深呼吸（参见第 1 章），让自己感觉良好。
- 现在，如果当下觉知到的是良好的情绪，分析并思考，你能做些什么来积极地让这种感觉更加深入你的生活。

- 如果当下觉知到的是不太愉快的情绪，分析一下你最后一次拥有这种感觉时的环境、背景和周围的人。

这个简单的游戏可以帮助你从觉知到接纳，因为你可能会意识到，在现实生活中，你所绘制的图像和情绪微观世界之间会有一些脱节。至关重要的是，在接纳的阶段，没有评判和指责，并进一步让你重新认识到社会和早期经历如何影响你学习的情绪控制方式。当然，很多人都有这种情感迟钝的情况，你并不孤单——如果你生活在这种麻木的小T创伤中，要对自己保持耐心。你可能需要一些时间，才能为你的情绪生物群落带来多样性，因为这是一个学习的过程。我希望我们从小就在学校里学习这些，一直到大学毕业，因为这是最重要的生活技能之一。

不仅仅是一些单词……

但我们在学校很少接受情绪素养的教育——在某些文化中，人们甚至没有足够的词汇，来表达人类情绪生物群落的全部内容。对我们这些人而言，英语是我们的第一语言和主要语言，但是，我们的情况也并不那么令人满意。尽管英语的词汇总量比许多其他语言更多，但是，在描述情绪和关系时，英语是相当呆板的工具。其他语言有数以百计的词汇和短语描述情绪，它们是非常生动和准确的，而在英语中没有直接的对应表达。描述情绪和关系的语言及意义见表 3.1：

表 3.1　描述情绪和关系的语言及意义

单词	原语言	意义
Kanyininpa	品突皮语（原住民）	抱着婴儿的人和婴儿之间的关系，类似于父母对孩子的深厚养育之情
Asabiyyah	阿拉伯语	族亲意识
Bazodee	克里奥尔语（特立尼达人）	头晕目眩，处于令人愉悦的迷惑中——有时用于浪漫的爱情
Fjaka	克罗地亚语	身心的深度放松状态，或者是“甜美的悠闲状态”和“白日梦状态”
Krasosmutněn	捷克语	美丽的忧伤，或者是一种“快乐的忧郁”状态。
Arbejdsglæde	丹麦语	工作带来的幸福、快乐或满足
Gezellig	荷兰语	惬意、友好、舒适、亲密的感觉，涉及与他人共处时的体验
Myotahapea	芬兰语	共享的尴尬，畏缩的感觉
Suaimhneas croi	盖尔语	内心的平静，例如完成了当天工作后的感觉
Sitzfleisch	德语	坚持完成困难或乏味的任务的能力，是耐力的体现
Vacilando	西班牙语	抱着体验比目的地更重要的心态旅行
Firgun	希伯来语	对别人的成就或发生在他们身上的好事感到由衷的高兴和骄傲

续表

单词	原语言	意义
Jugaad	印地语	当用有限的资源解决问题时，要有灵活性——“凑合着解决”
Iktsuarpok	因纽特语	期待他人的到来，抬头眺望或出门查看他们是否抵达时所产生的那种令人激动的期待
Sprezzatura	意大利语	故意的漫不经心；隐藏努力而显示的冷漠
Nakama	日语	像家人一样的亲密友人
Sarang	韩语	一种强烈的爱，乃至于希望和对方相伴至死
心如止水	中文	内心平静，没有丝毫杂念
Desenrascanco	葡萄牙语	以随机应变的方式优雅地摆脱困境的能力
Mudita	梵语	随喜别人而获得的替代性快乐
Vemod	瑞典语	一种温柔而平静的悲伤，对你来说非常重要的东西已经结束，你将永远无法再次获得它
Kilig	他加禄语（南太平洋群岛人）	当你与你喜欢的人交往时，心中忐忑不安，不一定用于恋爱关系

语言塑造了我们对世界的理解和感知方式，所以拥有表达人类各种情感的词汇工具对处理小 T 创伤大有裨益。学习更多的单词和短语是很有帮助的，但如果你的常用语言缺少情感多样性，你也可以采用创造性的途径，如艺术和音乐来培养情绪生物群落。

三 A 法则的第三步：行动

在心理学的现实实践中，我的方法要以客户为中心，也要切合实际。因此，我们的目标并非迅速成为情绪上的布道者，而要帮助人们逐渐稳步地摆脱颓废和麻木的状态。人们常常发现表述情绪很困难，因为在生活环境中，小 T 创伤告诉我们要把它们封存起来，所以纯粹的谈话疗法从一开始就具有挑战性。因此，在三 A 法则的行动阶段，我们将进一步探索非语言类型的练习，从而滋养你的情绪生物群落。当然，如果你愿意，也可以在咨询师的指导下来进行。

感受播放列表

歌曲能打动我们，因为它们能引发情感反应。不管是什么类型或流派的音乐，那些贴近我们内心的歌曲，都会引起强有力的共鸣——至少那些曲调优美的音乐会是如此！如果音乐比语言更能表达你的心声，那就整理一张情感播放列表吧。不要只是列出你最喜欢的歌曲，还要列出那些能让你感受到各种情绪的歌曲。参考图 3.2 的情绪之轮，至少为每首歌选择一种主要的情绪。在这里，你也可以使用“表情符号游戏”[①] 中的步

① 指本章前述的练习。——译者注

骤，从而进一步提高情绪素养，因为一旦我们开始认识到情绪生物群落，并对其进行扩充，就能更有效地处理生活中那些不可避免的难题，从而增强心理免疫系统的能力。

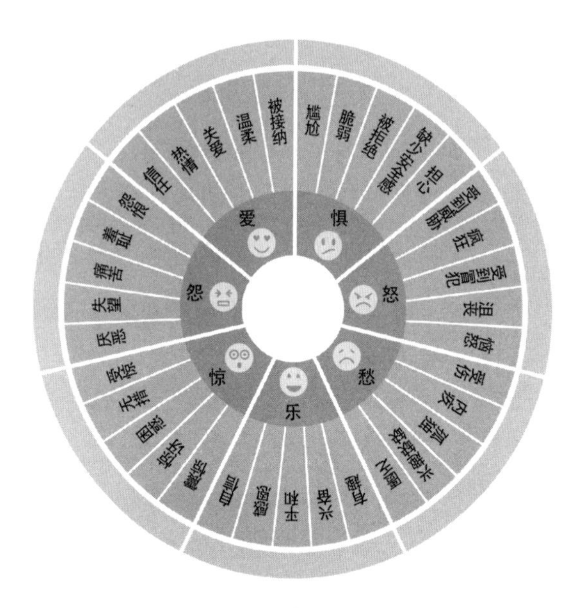

图 3.2　情绪之轮

回到未来：通过怀旧增强情绪生物群落

当我们感到麻木时，就会失去时空感——因此，想要管理这些感觉并滋养情绪生物群落，就需要采取观察生活后视镜的方法。研究表明，触发怀旧情绪能加强社会关系，提升积极的自我评价和幸福感。怀旧也可以保护我们免受抑郁症的困扰，因为我们往往可以通过怀旧获得安慰，在面临挑战时尤其如此。

这些回忆让我们想起过去充满安全和保障的日子，而我们知道安全和保障是人类的基本需求。在生活困顿的时候，人们往往自然而然地产生怀旧情绪；当社会全面陷入困境的时候，你也会注意到，许多人开始推崇过去的文化。

人们有时会把怀旧与“沉浸在过去”以及不思进取的负面含义混为一谈。但是，怀旧并非如此——相反，怀旧使我们能够将当下的生活与个人的意义和价值联系起来，我们知道这两者也是心理健康的基石。这让我们产生自我效能感[①]，从而能够面对未来的挑战，而不至于陷入无所作为的麻木状态。事实上，这种自信心的增强会进一步提升乐观情绪，这对身心健康也能起到保护作用——因此，请回想那些穿保暖护膝的日子，带着怀旧的思绪，尝试以下技巧吧。

- 通过嗅觉触发怀旧感。气味可以立即触发怀旧的情绪，所以你可以通过回想某种气味，让自己回到过去某段特别舒适的时光，例如你可以回想起祖父母的盥洗室、妈妈烹饪的饭菜，甚至回想起学校的食堂，重新构建出这种气味，带你找到温暖、安全和被呵护的感觉。你不要只在陷入困境

---

① 自我效能感：指个体对自己是否有能力完成某一行为所进行的推测与判断。——编者注

的时候这样做，而要定期这样练习，从而舒缓现代社会给大脑带来的紧张感。

- 通过照片回忆往事。无论是老式的打印照片，还是手机相册里的图片都可以，因为在麻木的状态下，我们往往不会去看这些照片。你可以使用手机上的“回忆”功能，它会显示特定的时间的影集，也可以去阁楼整理一下过去打印的照片——这里重要的是通过图像与过去产生关联。当我们陷入颓废的状态时，这样做是很有好处的，因为它能提醒我们已经行进到哪里，让我们知道自己确实拥有一些能量宝藏，可以应对现在和将来遇到的生活困境。
- 音乐是激活怀旧情绪的另一种有效方式，当你处于低迷的状态时，音乐可以让你的身体振奋起来——即使你认为自己讨厌跳舞，随着音乐节律被迫舞动起来的时候，你也会微笑！音乐唤起的怀旧情绪也能增强灵感，让生活充满意义，缓冲长期不愉快情绪带来的影响。有一些应用程序，甚至能让你的数字音乐听起来像黑胶唱片，而完全不需要借助老式的唱片机——如果你们有些人还记得这种老古董的话！但是对于任何年龄的人来说，音乐都是非常棒的怀旧触发器，所以你可以把它加入你的感受播放列表。

- 你也可以花五分钟写下自己的怀旧思绪。尽可能多层次地再现出你的记忆——当时的人物、地点，当然还有风景、声音和气味。当你发现自己的记忆库里潜藏了许多细节的时候，可能感到很惊讶。如果这在你内心产生了强烈的情绪波动，请采用第 1 章讲的**“呼吸练习”**，对这些感受保持好奇心，不要把它们逼回你的内心深处。回顾过去可能会让人觉得恍惚，甚至不舒服，你或许本能地觉得，观察内心的后视镜只会让你感到悲伤，因为“快乐的时光”已经成为过去。你可能也会害怕失败的感觉，或者害怕生活没有按计划进行。但请相信，通过与怀旧情绪建立连接，你就能让自己的情绪生物群落充满健康的情感体验，以此建立自身的韧性。这样做旨在增强你的心理免疫系统。你可能会发现，见证在练习中产生的各种感受是很有趣的——有些感受可能是你很长时间都没有体验过的。
- 最后，练习“可预期的怀旧”，这种心理过程就是享受当下特别美好的经历，畅想自己在未来某

> 个时候会重新回味它。当你下次感受到愉快的情绪时，尽可能多地观察当时环境和经历的各种细节，并将此体验归入大脑中“美好时光”的文件夹。通过练习，你将成为识别生活中各种情绪的专家——我们有时称它们为“奇迹”瞬间或“禅悟”时刻——通过将情绪调频至一闪而过的积极瞬间，你会为自己在未来的艰难时刻准备一份赠礼，并真正享受当下的生活。

肩并肩

“肩并肩”技巧是一种很好的方式，可以让开放式的情感交流变得更加顺畅。我经常采用一种“边走边谈”的方法，这也被称为“生态心理学”，因为咨询室的传统治疗环境可能会成为一种障碍，让客户无法轻松自如地表达。许多人（尤其是男性）发现，直接、面对面的讨论更像是工作面试，所以他们就“表现”得不太好。公园等开放空间是一个很好的选择，当然，我有时也会冒险进入博物馆和画廊，并将艺术品作为交谈的基础。因此，你可能想找一个值得信赖的朋友、伴侣或家人，尝试采用“肩并肩”的方式，将之作为三 A 法则的最后阶段（也就是第三阶段）。

你会发现，自己能够使用到目前所学到的一些情绪素养技能，识别并表达出自己的经历和情绪。事实上，诺亚的确邀请了好友，与他边走边谈，将自己的约会经历和心中的其他想法和盘托出。他们的交流可能是以开玩笑的方式进行的，而且对方的确也对他进行了调侃式的取笑，但这并没有让诺亚感到尴尬，他说这反而让他觉得舒服——不同于舒服的麻木状态。不过，他们都同意，网上约会是“傻瓜的游戏”。

梅格博士的日志提示：情绪素养

1. 你觉得哪些情绪是难以接受的（如果你觉得有难度，可以看看“情绪之轮”）？反思一下你目前是如何管理这些情绪的。

2. 你如何将自己的情绪与他人的行为区分开来？

3. 我一直具有 ××× 情绪，因为……

第 3 章的关键小 T 创伤信息

在这一章中，我们探讨了情绪的麻木，这有时被称为颓废。在现代社会中，这是一种常见的现象。这个主题由一系列小 T 创伤组成，而且，如前所述，你的小 T 创伤可能与别人不同。诀窍是识别出自己的小 T 创伤集群，然后随着它们进入接纳，再采取行动，增强情绪的多样性，提升自己的情绪素养。这将为你内心的微观世界（情绪生物群落）提供滋养，帮助你处理生活中的各种困难。

第4章

是天生的应激反应
还是过分焦虑

- 应激反应和焦虑情绪的区别
- 应激反应为何成为问题
- 高功能焦虑情绪
- 为什么当下的威胁和心理关联会带来应激反应，担忧和反刍性思维[①]则导致产生焦虑情绪
- 为什么克服这个常见小T创伤主题的关键，在于对应激反应或焦虑情绪使用不同的技巧

在本章中，我们将探讨：

我们生来就会产生应激反应，还是生来就有焦虑情绪？这二者有什么区别？这些区别真的重要吗？我想说是的，这非常重要，因为如果你知道焦虑和应激的区别，并对二者可能涉及的小T创伤有所了解，在克服这个最普遍的小T创伤主题上，就会处于非常有利的地位。

产生应激反应和焦虑情绪是我在实践中看到的人们所遇到

---

① 反刍性思维：指经历了负性事件后，个体对事件、自身消极情绪状态及其可能产生的原因和后果进行反复、被动的思考。——编者注

的最常见的困难——它们在现代忙碌的社会中无处不在，简直难以言表。许多正在经历焦虑情绪和慢性应激反应的人来到我这里，已经尝试过许多心理治疗和自助途径，也拜访了他们的家庭医生，甚至咨询过专家。对于某些人来说，这些疗法在某种程度上或在某些情况下有所帮助，而对于另一些人来说，他们来到我的办公室时，几乎已经失去希望，觉得没有任何措施能实质性地帮助他们摆脱焦虑情绪和应激反应的负面影响。

对于相当多的人来说，之所以出现这样的困难，是因为我们往往将“应激”和“焦虑”这两个术语混为一谈，并交替使用它们。然而，我相信，如果我们将先天的生理应激反应与焦虑情绪分开理解，那么在应对这些可能由小 T 创伤引发的侵入性问题时，我们就能处于非常有利的地位。接下来我将以查理（Charlie）为例，重点介绍这个问题：

查理第一次找我的时候，表现出一些非常明显的应激反应或焦虑症状——或者两者兼而有之。查理咬着手指甲周围的皮肤，我可以看到他的手指已经渗出血迹，他很难控制自己的行为，声音也在颤抖。我很高兴查理在这样紧张的状态下还能来找我，我知道这是一个好兆头，因为一个人处于这样的紧张状态时，需要鼓起很大的勇气才会求助专业人士。以下是查理对我分享的内容：

“为了控制自己的状态，我已经用尽了一切办法。这样的状况从上大学的时候就开始了，我想，几乎是我一进入大学就开始了。哦，并不是一开始就是如此，新生周（freshers’ week）的时候还不错，我和宿舍里的每个人都相处得很好，但是当课程真正开始时，我感到压力很大。我的意思是真的很紧张，我一进教室，就紧张得想逃离。所以我去了学校的心理健康服务中心，接受了六个星期的认知行为治疗（CBT）。治疗似乎对我有点帮助，但没有根治；当我走进教室的时候，仍然紧张的好像自己的心脏病会发作。”

查理的描述是应激反应的典型症状（见本章随后列出的**“应激反应的表现和症状”**），但我想知道，是什么样的小 T 创伤导致了这种情况。因此，我们从三 A 法则的觉知阶段开始，讨论了应激反应和焦虑情绪之间的区别，以及为什么以前的治疗没有获得令人满意的效果。

三 A 法则的第一步：觉知

什么是应激？

如今，“应激”已经成为常见的心理学术语，但它实际上与物理学的“压力”是同一个英语单词，意思是超过材料的承受水平。当我们分析压力的物理学定义时，它的意义就变得非常明确了——以回形针为例：如果在合理的范围内将它向后弯曲，它就能恢复到原来的形状。但是，如果你将回形针弯曲到它的承受范围之外，由于被过度拉伸，它就无法恢复到原来的形状。我们可以用同样的方式看待压力，以及相关的小 T 创伤——有时候，在生活中我们承受的压力和扭曲，让我们觉得自己弯曲得特别厉害。

但在发生变形之前，回形针和我们自己都有很大的恢复能力。我们身体的配置都很完善，可以通过自主神经系统处理各种困难情况。自主神经系统有两个相对但互补的手臂：交感和副交感神经系统。交感神经系统控制我们对压力的反应，通常称为“应激反应”、“战斗—逃跑”或“战斗—僵住”反应。但就像回形针总是想恢复到原来的形状一样，从生理上讲，我们的身心也本能地想回到一切都在顺利运行的体内平衡状态。这是副交感神经系统的功能，它就像应激反应的平衡器，本质上就是从“战斗—逃跑”或“战斗—僵住”的状态切换到“休息—消化”的状态，我们在这种状态修复、恢复并成长。

为什么我们天生就有应激机制？

我并不是说“战斗—逃跑”或“战斗—僵住”的应激反应

是一种糟糕或消极的状态——事实上，如果没有这种反应，我们就无法存活！从这个意义上说，“应激”是一种适应性生理反应，本质上是我们大脑所固有的。我们所说的“适应性”是指它让人类能够生存并进化成今天的样子。这是生理性的反应，因为当应激反应被触发时，一连串的身体过程将被激活——即使我们觉得应激好像是一种“心理”现象，但它本质上完全是一种物理现象。

经常被人谈到的著名例子是，早期人类面对狮子之类的猛兽时。在正常情况下，人类当然不是狮子的对手，但在面对这样的威胁时，我们的大脑会自动触发应激反应，让体内的肾上腺素和皮质醇激增，从而产生一些令人惊叹的超能力。心脏快速地泵送血液，将氧气输送到全身；身体释放葡萄糖，给我们的肌肉提供超强的能量；我们的瞳孔会放大，这样我们就变成了一个超人——无论如何，表现有点像超人。

在人类历史的某个时期，这些生理状态的变化确实帮助我们与狮子搏斗，或让我们迅速逃跑，或使我们保持不动，这样，那些野兽就不会注意到我们，不会把我们当成食物。或者也许更准确地说，在遭遇敌对部族中的其他人时，我们会战斗、逃跑或躲藏。无论如何，应激反应对我们人类来说都是非常有价值的，即使我们的环境在许多方面都更加安全了，但是这种反应依然存在。这就是为什么在高速公路上，看到一辆汽车突然停在我们面前时，我们还没有反应过来，就已经转动方向盘避免了碰撞；这也是为什么这样的经历会让我们感到紧张，上气不接下气，甚至精疲力竭。

应激反应对我们非常有用——让我们具有很强的适应性——它是人类固有的，在我们没有遇到任何明显的身体危险时，它也可以被触发。在求职面试中，你有没有感到心跳加速？面试官不会真的把你放在架子上烤，但口头上的询问也会引发完全相同的生理变化，就好像他们拿着长矛向你袭来一样。

知道这一点——三 A 法则中的觉知部分——是控制这种由进化导致的自动反应的第一步。在查理的案例中，重要的是要弄清楚他是否有一些小 T 创伤问题。他在大学生活中所处的特定环境或互动能够触发应激反应，而小 T 创伤会让它们之间产生心理关联。像往常一样，我提出了一些关键的小 T 创伤问题，以下是浮现出来的线索：

> 我看不出我要告诉你的事情对我产生了多大的影响，因为这在当时并不是什么大问题。在我小的时候，大概 8 岁，我参加了学校的演出活动。我从来没有在舞台上面对过这么多观众，当时就呆住了。我完全忘记了所有的台词——我想这就是大脑一片空白的状态——当时能看到的只是许多双眼睛在盯着我。我在众目睽睽之下大受

煎熬了一会儿，最终老师不得不把我接走。

然后我问查理，他是否曾经尝试过重返舞台，他说没有——他会主动避免任何形式的戏剧或剧院，总是设法躲避所有演讲——即使是小组演讲。但值得注意的是，查理认为这与在大学里发生的事情没有关系，因为在大学里，他只是因为课程开始就感到恐惧，也就是说他只是看到一个带讲台的大教室。

应激反应如何成为“条件反射”？

从 19 世纪末到 20 世纪初，“行为主义”的研究人员一直在进行实验，以观察人和动物是如何学习行为的。行为主义者认为，我们只是通过简单对环境的各个方面做出反应来学习——我们是一个被动的黑盒子，对来自环境的输入做出反应，这导致我们的外在行为。此外，行为主义者认为，我们通过将环境因素与反应联系起来进行学习，这被称为经典条件反射。例如，苏联生理学家伊万·巴甫洛夫（Ivan Pavlov）发现，狗不仅在看到食物时流口水，在看到喂食者时也会流口水。显然，狗看到某个人并非天生就会流口水，所以狗是通过长时间学习，知道此人的出现意味着食物的到来。巴甫洛夫通过将食物与铃声结合起来，重现了这一观察结果，大家可以看到，在听到铃声的时候，这只狗也会流口水，因此，会在两个此前并不相关的事物之间出现反应。

在20世纪10年代到20年代，约翰·B.华生（John B. Watson）和罗莎莉·雷纳（Rosalie Rayner）在一个名叫小艾伯特（Little Albert）的婴儿身上重复了这项实验。实验的目的是通过将白鼠和可怕的响声配对建立一种反应，也就是让儿童产生“条件反射”，在这个例子里是产生恐惧心理和应激反应。在开始的时候，小艾伯特很喜欢那只毛茸茸的白鼠，但将可怕的噪声与白鼠联系起来后，他不仅害怕这只白鼠，还害怕其他具有类似特征的物体，例如家里的狗、毛皮大衣，甚至害怕圣诞老人的面具。这样看来，小艾伯特泛化了自己的相关反应。当然，如今这个实验被认为是完全不人道的。此外，人们对小艾伯特的人生经历有很多争论，并充满好奇——有人说他在6岁时死于后天性脑积水，还有人说他很长寿，但是一直对狗恐惧。我在读本科的时候，教科书上确凿地声称，那个孩子最终摆脱了这种条件反射——但这是不可能的，毫无疑问，如果研究人员扭转了他的条件反射，一定会发表研究成果。我真的很同情那个孩子，希望无论他最后结局如何，都知道自己在人类认识应激反应的过程中扮演过重要的角色。小艾伯特让我们知道，在两个并没有关系的事物之间建立联系是可能的——在试图区分应激反应和焦虑情绪上，这一点非常可贵。

就查理这个案例来说，我们分析是否因为当时学校舞台的某些特征，导致了他条件性的应激反应。我们后来深入挖掘，根据查理的回忆，在上大学第一次出现急性应激反应时，这两种环境之间有许多的相似之处。大学教室的座位分布、形状和封闭性质，确实与小时候的学校舞台相似。然而，查理对此感到有些沮丧，他不明白如果他的小 T 创伤只是与学校的戏剧有关，为什么此前他所接受的心理治疗也有一定的帮助。

应激反应和焦虑情绪的区别

应激，或者说是应激反应，与当下的威胁——我们通常称为“应激源”——有关。对查理来说，在一间无法逃离的大厅里，那些在黑暗中盯着他的所有眼睛，就是引发他产生急性应激反应的强大因素。然而，焦虑更多的是关于我们的感知，通常是基于过去或未来的事件。因为查理此后再也没有重返舞台，他没有机会消除环境特征（一排排的座位、紧急出口标志、封闭的空间）和此种应激反应之间的联系。因此，当这种反应在大学里被自动触发时，查理开始担心自己会对在大学里的一切感到焦虑——并开始进一步担心这可能影响自己的未来、人们对他的看法，并导致其他一系列的焦虑。

应激反应和焦虑情绪之间的根本区别与我们的时空状态有关——应激反应是涉及当下的威胁，或者由当下的某种关联（在查理的例子中，是教室环境）引发，而焦虑与担心未来或反刍过去的想法有关。可参照图 4.1。

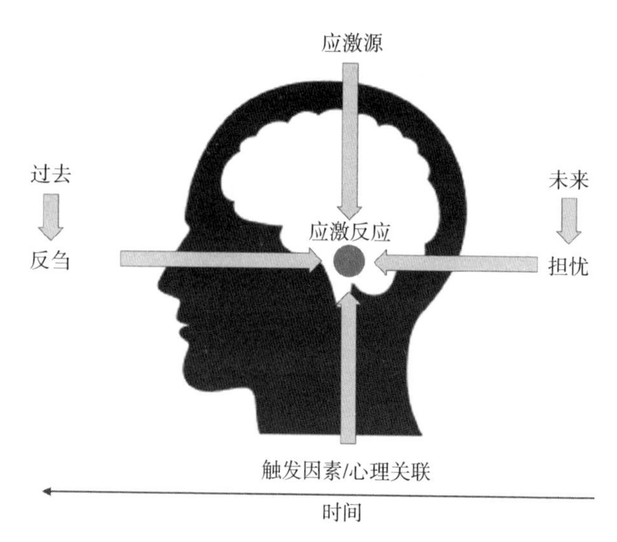

图 4.1 应激，焦虑和时间

人们之所以混淆应激反应和焦虑情绪，是因为人类太过聪明，可以对场景是否安全进行一大堆想象。这就是担忧和反刍（都是焦虑的思维模式）触发应激反应的方式——我们在心理和身体上，都不知道当下实际威胁和觉得自己受到威胁之间的区别，因此，被动地思考过去和未来也可以激发“战斗–逃跑”或“战斗–僵住”的应激反应。实际上，让我纠正一下——我们在心理和身体上不知道这两者的区别，除非我们训练自己的心理和身体，让它们知道什么是应激反应，什么是焦虑情绪（见本章后文中的行动阶段）。

问问自己以下问题，对了解自己是否正在经历应激反应或焦虑情绪很有帮助：

我们经常生活在过去、当下还是未来？

了解应激反应和焦虑情绪之间的细微差别，对于克服驱动此主题的小 T 创伤至关重要，因为许多方法只对应激反应起作用，而对焦虑情绪无效。要区分这二者可能很棘手，因为它们的症状是相似的——当下的威胁、心理关联、反刍和担忧，都会触发大脑深处的古老部位——杏仁核的生理应激反应。许多人将这种反应称为蜥蜴脑，因为它是本能的，几乎是自动的，而不是分析性的。

然而，焦虑与更高层次的认知和思维模式有关，所以它必须通过大脑中进化得更好的皮质层来处理，然后这些想法才能慢慢渗透到杏仁核。这就是为什么查理一直具有应激反应，并深受其扰——他以前一直在接受认知层面的治疗，消除了一些担忧的想法，但是在大学里，触发他的是条件式的心理关联。换句话说，查理的生存本能固化在杏仁核上，他的蜥蜴脑因此立即对环境做出反应，而他所接受的治疗技术是高阶的认知方法，反应太慢，无法在当下奏效。

综合来看，在应激反应和焦虑情绪中都可能牵涉小 T 创伤，因为过去的经历在某些情况下，可以激发人的应激反应——但小T创伤也会影响我们的感知，所以它们可以导致焦虑和无数未知的心理状态，然后触发应激反应，并产生相应的生理症状。

应激反应的表现和症状

应激反应当下在身体上产生的感受：

- 你的心血管可能会有心悸之类的反应，你能感受到心脏的悸动，心跳加速，甚至可以感觉到血液以更快的速度流经你的身体。
- 你的声音可能会颤抖，在极端情况下，你可能会发现无法正常讲话，因为呼吸模式受到干扰。
- 你可能出现胃肠症状，如胃痛或急需排便。
- 你可能还会觉得需要排尿——这两种机制都是战斗或逃跑前的准备。
- 你可能会感到紧张不安，坐立不宁，或者产生强烈的逃避念头。
- 你可能会满脸通红，一直红到脖子部位，你的耳朵也可能会开始灼热泛红。
- 甚至，你可能会浑身发热并出汗。

在认知层面，应激反应带来的短期和长期感觉如下：

- 在急性应激状态下，注意力可能会受损，因为大脑会放大所感知的威胁。
- 由于认知资源被分配给“战斗–逃跑”模式，记忆等其他认知功能会削弱。
- 在长期的慢性应激状态下，包括决策在内的更高层次的认知功能会削弱。
- 在慢性应激状态下，你可能会经历暂时的失语症，经常词不达意——这是一种“话到嘴边讲不出”的感觉。

如果你无法回到休息状态，应激反应在情绪和社交方面带来的感觉如下：

- 你可能会感到易怒和急躁，一些通常不会困扰你的琐碎事情（或人）也会让你大发雷霆。
- 你可能需要获得精神支持，希望不断获得别人的安慰。
- 你可能会觉得整个世界正把你逼到角落——无法忍受的应激通常会让你感到不知所措。
- 很难安然入睡——长期的应激会导致入睡困难，睡眠质量差。

> • 亲密关系和两性生活也会受到影响——在生活中，你可能要付出性欲丧失的代价。
>
> 长期的应激，无论是由威胁关联还是由焦虑引起的，都可能导致一些重大的健康问题，其中包括心血管疾病和免疫系统功能障碍。研究表明，如果你长期处于应激状态，就容易被病毒侵袭，伤口愈合的时间也会变长——采用三 A 法则来应对应激反应是值得的。

三 A 法则的第二步：接纳

查理现在了解到：学校舞台的小 T 创伤事件导致当时的应激反应，让大脑杏仁核产生固有关联，从而在大学时期触发应激反应。他还意识到，在这种情况下，重新唤起的应激反应会产生焦虑，让他担忧未来——“如果我连坐在教室里都不敢，我该怎么办？”应激和焦虑具有如此根本的区别，但是大多数人都没有认识到——另一个例子是洛根（Logan），在某种意义上，他的经历与查理相反。洛根经历了许多应激反应的身体症状，并将其归因于“工作压力”——他使用了种种“修复”技巧，如每日肯定、呼吸练习和健身减压，但这些并没有奏效。

在这里，我们需要确保洛根的应激反应确实是由当下的应激或心理关联引发的，而不是来自任何类型的焦虑思维模式（如担忧或反刍）。

练习：区分应激和焦虑

应激反应通常从身体、认知和情绪上表现出来，但人们却不知道其中的原因。弄清给你带来困扰的是应激（或应激源）还是焦虑情绪的一个方法是，确定它是与当下的问题相关，还是与假想的情况相关。你可以这样问：“我在当下能够采取什么措施吗？”

如果答案是肯定的，那么你面对的可能是当下的应激源或某种关联，例如一名苛刻的客户。洛根是一名销售员，他知道如何处理工作中棘手的情况，所以这不是他问题的核心。因此，更有可能的是，洛根之所以觉得难以控制自己的症状，原因更多的是与一种假想的情况有关——他正在经历焦虑症。

当小 T 创伤被我们埋藏在内心深处时，就会给我们带来困惑。我向洛根提出第一个小 T 创伤问题并观察他，他仔细思考有什么事件或经历以重要的方式影响或改变了他，但觉得这些事情都不够严重，不值一提。洛根直视着我的眼睛，说他的父亲很自恋。洛根的内心深处确实潜伏着许多焦虑的想法，他想成为父亲的骄傲，但又非常努力地想挣脱父亲的控制，这两者之间存在冲突。在洛根的意识中，他无法积极地解决那些假想情况带来的担忧，因为我们无法改变他人。在健身房举重、铁人三项或“你能做到！”的每日肯定都无法消除洛根的感受：他的父亲实际上并不会注意到他。这就是为什么三A法则中的接受部分可能是痛苦的，因为我们要认识到，有时候，生活中的方方面面是我们无法改变的——但我们可以学会识别并应对焦虑的想法。然而，首先，让我们来看看控制生理性的应激反应，洛根需要通过练习获得这种体验，但查理却要面对这种体验。

如何学会控制生理应激反应

这种方法是训练自己不立即对应激做出反应，而是控制它一段时间。在这里，我鼓励大家对应激反应的生理症状抱有好奇心，这样在这些生理感觉出现时，我们就不会产生不可抑制想逃避这些生理感觉的欲望。通过练习，在应激反应达到高潮时，这种技巧还可以让你控制身体发出的一些可怕信号，如心跳加速、头晕和声音颤抖。我引导查理遵循这些步骤，让他首先获得对应激反应的接纳感，然后看到它的本质：应激反应是一种正常的生理机制。

以一种舒服的姿势坐下或躺下——没必要着急，慢慢来。

现在，想象一下会触发你应激反应的情景——对查理来说，他关注的是教室，因为这是他最近的主要触发因素。

在心里回忆相关的细节。你身处在何地？你的身体当时是什么样的姿势？在心里回忆上下左右的场景。

当你开始感受到应激反应时，要知道自己一切都很好，这就是我们做这种练习的目的。如果你并没有产生这些感觉，试着回想触发场景给你带来的感受。

现在，请扫描你的身体，注意你身体不同部位有什么样的感觉。

与这样的感觉共处一会儿，即使它们让你感到不舒服。

如果其中某种感觉特别强烈，就对它保持好奇——探索它，把自己视作来自其他星球的外星人，正在进行研究工作。

心里想：“这很有趣，我想知道接下来会发生什么？！”

然后，用自己的话描述当时的感受，例如：“这颗心像兔子一样蹦蹦跳跳。”

对你产生的任何想法都要保持好奇，例如：“我现在真的想逃离这里！”

与其把这些身体感受推到一边，不如和这种体验共处——虽然你会感到不舒服，但是会觉得有趣。

接下来，认识到这是你的身体在试图保护你的安全，并接纳它，感谢身体对你的呵护。

你现在可以转移到另一种感觉，也可以通过安慰自己的身体，让它知道自己一切都好。你已经获得了这种良好的感觉，对这个触发因素产生更多的适应性反应，从而结束这个练习。

与任何技巧一样，你练习得越多，也就越轻松——随着时间的推移，你会注意到自己的应激反应会发生变化，并不断减弱。事实上，查理一开始发现，一想到这个练习，他就觉得压力重重，但是，在几次训练之后，他开始对自己的应激反应感到好奇，这样的方法似乎消除了这种反应对查理的支配。在这里，我们已经准备好，可以进入三 A 法则的行动阶段了。

忙碌症的诅咒：高功能焦虑及其对生活的支配

就像有些人可能有抑郁的症状，但他们的生活似乎仍能在高水平上运转，患有焦虑症的人也是如此。患有高功能焦虑症的人往往表现得很优秀，取得了很好的成就，他们会让你觉得："他们是如何做到这一切的？"这种现象的根源可能是小 T 创伤加重了我所说的"忙碌症的诅咒"，在这种情况下，我们不断让自己忙碌起来，从而转移焦虑的想法。

有时，转移注意力可以是一种有益的应对机制（通常只是短期有效），但是，如果使用得太频繁，我们就无法有效觉知（回到三 A 法则的第一步），这可能表明潜在的焦虑正在驱动。你是否觉得什么都不做，闲着让你觉得很不舒服？你可能会无意识地从这个任务跳到那个任务，就像在监工的监督下忙个不停。如果这听起来很熟悉，可能是高功能焦虑症和忙碌症在作祟——反省一下，并回答以下问题：

- 你觉得自己很难放松下来吗？
- 在当下任务完成之后（甚至之前），你的心会不会立即转移到下一个任务上？

- 你是否发现很难在同一时间集中精力做一件事?
- 其他人会认为你是超人、成功人士,或者觉得你抗压能力强吗?
- 如果你不能事事都优秀,会害怕让自己或别人失望吗?
- 在参加会议或者聚会的时候,你通常是提前到达,或者第一个到达,而且是最后一个离开,因为你自愿打扫卫生?
- 从表面上看,你是否显得镇定自若,但在内心深处,你的思想却在飞速运转——就像一只天鹅从容地划过湖面,但双腿却在水下忙个不停?
- 你会觉得自己总是过度思考、过度工作和过度准备吗?

这种“分心—焦虑—分心”的模式和焦虑循环会支配你的生活,所以你要从三A法则开始,进行某种程度的觉知,首先识别是否熟悉这些感受,然后按照本章的提示,用接纳和行动来解决你的小T创伤问题。

三 A 法则的第三步：对应激和焦虑采取行动

根据不同的小 T 创伤主题，你需要考虑目前的应激反应和关联性触发因素是否核心问题，也要考虑你的应激反应是否受到担忧和反刍的驱动，从而根据自身的特定需求量身定制出相应的方法。当然，很多人同时体验到了应激和焦虑，所以你可以在三 A 法则的行动阶段，对这些技巧进行选择和组合。

关于应激反应的快速提示和解决方案

以下是处理应激反应中出现的当下威胁、心理关联或触发因素的方法。像之前一样，我们还是采取快速提示的方式，在使用这些提示的同时，我们也要花很长时间处理小 T 创伤，这是大有裨益的。

通过感官来绕过应激反应

感官是我们具有的超能力，我们可以用它们跨越应激反应。对于短期修复来说，这是一种分散注意力的有效方法，在压力出现的前一刻或者后一刻使用，可以帮助你摆脱应激反应及其带来的不愉快感受。使用最适合你的方式——这里的关键是刺激你的感官，让你的注意力从应激源转移到以下的任意一种感觉（但是你也可以采用你自己想到的感觉）。

- 触觉：将手伸入冰袋中并停留片刻。
- 听觉：放一些响亮的音乐——在通常情况下，最好使用耳机，以免打扰周围的人！
- 嗅觉：将鼻子放在装有非常浓烈的蓝纹奶酪，或其他刺激性食物的纸袋中，然后快速吸入这种浓郁的气味。
- 味觉：咬一口柠檬，体验这种极度酸涩的感觉。
- 视觉通常不会立即产生这样强烈的效果，但你可以通过以下的认知方式来分散你的注意力：倒着阅读文章、心算（看看不借助手机上的计算器进行乘法运算是多么具有挑战性！），或按字母顺序列出你最喜欢看的电影。

软化你的视觉

这是另一个处理应激反应的快速提示，它可以在公开场合（例如在会议上）使用。当我们处于强烈的应激反应时，我们的视觉是非常敏锐的，并在（感知到的）危险面前缩小视野范围，以帮助我们生存下来——这通常被称为管状视野。你有没有注意到，当你在紧张的时候，很难回忆起当时所处环境和事件的其他细节？也许在你做完演讲后，同事提到了会议室外发生的一场骚乱，而你根本就没有注意到？你完全沉浸在演讲当时的应激状态中，以至于没有注意到其他任何事情。然而，我们可以通过软化我们的视觉，来逆转和激活副交感神经系统——闭上眼睛，然后慢慢睁开，以获得对周边视野的更多觉知。朝前观察，但要逐渐注意到更广阔的环境。你也可以轻轻按摩双眼两侧，从而帮助自己完成这个过程，但如果在公共场所，你就没有必要这样做。

通过咀嚼来缓解

诺森比亚大学的研究人员发现，咀嚼口香糖可以缓解急性应激反应，并降低皮质醇水平。有趣的是，这些科学家还发现咀嚼口香糖有助于取得更好的表现。不过口香糖的味道种类似乎并不重要，所以你可以选择你喜欢的任何口味。如果你出门在外，无法使用上述的感官技巧，咀嚼口香糖就是最快捷的方法——毕竟你无法随身携带一个装满冰块的冰柜。

啊哈……好好打个哈欠

在紧张的一天结束时，你会打个哈欠吗？这可能不仅是疲劳的反映，还是身体为大脑降温的一种方式。在应激反应中，我们的大脑会发热——打哈欠可以带来生理上的降温效果。我们在临睡前和醒来时打哈欠的原因是，大脑的温度在晚上是最高的，醒来后也会上升。虽然关于打哈欠是否会传染的争论仍在继续，但许多人可以先通过模仿打哈欠——这将促进放松，让我们发热的头脑冷静下来。

处理应激反应的长期行为

这些技巧只有通过练习才会变得娴熟，从而让你永远摆脱这个小 T 创伤主题——也能让你在未来克服类似的小 T 创伤。

使用副交感神经系统的力量

调节呼吸模式是调动副交感神经系统和对抗应激反应的最佳方式之一。训练神经系统的这一部分将加强神经通路，使其更容易应对急性应激反应，而不是仅仅依靠上述的快速方法。我喜欢将副交感神经系统视为我们内置的“降落伞”，它可以帮助我们在困难时期放慢速度，并轻轻降落到地面上。

坚持不懈在这里很重要，如果你定期练习打开降落伞的技术，就会成为这方面的专家！你的大脑将会习惯性地调用副交感神经系统，在面对应激源的时候，就会形成条件反射。你也可以使用自己喜欢的技巧，但以下是我最喜欢的一个技巧，可以随时随地练习。

便捷的呼吸练习

查理觉得这个技巧很有用，因为它更具有可操作性，可以通过心理意象来引导吸气和呼气。

伸出一只手，五指像星星那样完全张开，从小拇指开始做这项练习。然后，深吸一口气，感觉气息从鼻孔吸入，让腹部膨胀，用另一只手的手指从外侧沿着小拇指上滑，直到它的顶端。接着用嘴巴呼气，手指从小拇指顶部沿内侧滑下，感觉腹部在呼气时回缩。

接下来是无名指，同样地，从外侧向上滑动时吸气，沿内侧滑下时呼气。

同样，在从中指外侧上滑时吸气，从中指顶部滑向手掌时呼气。

接下来是食指，然后是拇指。

换一只手，重复以上过程，如果出现任何侵入性的念头对你造成干扰，觉知它们，然后继续练习。

这种技巧经常被用来帮助处理儿童的应激，因为它是一种非常简单的方法。它还能调动触觉，重新帮助我们在心理和身体上进入“休息－消化”状态，而不是继续处于应激状态。

利用体育锻炼来对抗应激

除了应激反应时，在其他时候，你是否会出现本章前述所说“**应激反应的表现和症状**”中的任何症状？应激反应带来的许多生理反应与我们锻炼时的感受完全相同——心跳加速、出汗、葡萄糖在身体各处输送——对抗应激感受的一个聪明方法是在紧急状况尚未出现的时候进行锻炼。一些有氧运动可以增强你的血液循环，例如：跑步 / 慢跑、游泳、骑自行车 / 旋转，以及舞蹈 / 杠铃操等，已经被反复证明可以缓解压力。即使只是练习20分钟，运动的镇静作用也可以持续好几个小时。所以，当你下次要进行重要的演讲，去参加一个尴尬的家庭聚会，或面对任何其他会给你带来压力的事件时，请提前安排一次有氧运动，总时间不需要超过6小时，你可能会发现，这样的事情根本就不会带来多大的压力。如果你无法提前安排这样的有氧运动，在活动结束后，通过跑步或快步走，消耗身体在应激反应中产生的所有肾上腺素和葡萄糖，这将帮助你的身心更快地恢复到平衡状态，而且还能缓解肌肉紧张——这是应激反应的另一个症状。

查理喜欢运动，非常喜欢我的这个建议——所以在我们进行下面暴露疗法之前的几个小时，他安排了一次健身训练，让治疗过程更加轻松。你可能也想采取同样的方法。

暴露、暴露、暴露疗法——切断心理关联

如果小T创伤已经将应激反应和特定的环境或情境因素关联起来，暴露疗法就是最好的方法，可以消除这种关联，代之以中性或积极性的反应。如果你对触发因素有非常严重的反应，在这个过程中（例如被恐慌的感觉所困扰），你最好寻求一位能给予你支持的治疗师的帮助，但这个理论本身是非常简单的。你将自己置于触发应激反应的情境或环境中，让大脑知道自己是安全的，它并不需要激活交感神经系统“战斗－逃跑”反应

的模式——这只需要一些时间和耐心。

暴露疗法有两种：系统脱敏疗法和满灌疗法。虽然这两种方法都经过了相关的研究，被证明有效，但我倾向于谨慎行事，建议大家采用前者。而满灌疗法则可以想象它就是一头扎进触发的情境中——对有些人来说，这种疗法见效很快，但根据我的经验，这也可能会适得其反，因为它可能会让人觉得难以承受。当查理在大学第一个学期进入教室时，从某种意义上说，就是在接受满灌疗法——但由于本人不知道这样会激活应激反应，致使他产生了一些认知扭曲（见下文），以及焦虑，对未来产生担忧。系统脱敏疗法可以塑造你的应对技能，让你的心理具有足够的应对力量，并最终消除急性应激反应，同时提高觉知和接纳的能力——因此，对三 A 法则来说，可以获得双赢的局面。然而，确保不要跳过接纳练习，因为接纳式的心理意象是暴露疗法所需的非常好的初始步骤。

在查理的案例中，我要求他倾倒出所有导致应激感受的情境。然后，我们将它们从轻到重进行排序。接下来，我们制订出一个将查理置于这些情境的计划，并设计出他可以使用哪些快速技巧来处理当时的应激反应。对某些人来说，在一开始的尝试阶段，可以让他们浏览会使他们害怕的环境照片，但查理并没有这样。在开始的时候，他将餐厅的椅子排成半圆形，其中一把椅子放在前面作为临时讲台，这样让人觉得身处学校的舞台或教室。后来，查理去咖啡馆与大家一起交谈，慢慢地，他开始参加大型讲座。在每个阶段，查理的大脑都在清除自己的小 T 创伤和触发因素之间的关联，最终，查理能够完全恢复正常的学习生活。

处理驱动应激反应的焦虑思维模式

焦虑情绪——无论是对过去的反刍还是对未来的担忧——都源于我们在大脑高功能皮层产生的想法，因此，不是单纯地调用当下的应激反应机制，而是利用心理策略，从而克服滋养焦虑的负面思维模式，这是大有裨益的。对洛根来说，改变这种思维模式，是解决应激相关症状难题的关键所在。

首先，确定你的内心可能存在哪些类型的消极思维模式（在心理学上通常称为“认知扭曲”）会很有帮助。表 4.1 是一些最常见的类别：

表 4.1　常见消极思维模式类别

认知扭曲	例子
杞人忧天	如果在这次求职面试中表现不佳，我将无法获得这份工作，我的未婚夫就会不尊重我，甚至会离开我
揣测别人	我从约会对象的面部表情发现，她觉得我是个无趣的人
预测未来	我知道这次会议将会失败，我能感觉到
负面聚焦	尽管在我的绩效评估中，我的部门经理对我做出了各种反馈，但我关注的是他对我工作的批评

续表

认知扭曲	例子
自我抹杀	是的，我通过了考试，并拿到了驾照，但我只是运气好，因为今天的交通状况还不错
大而化之	我的情况太糟糕了，比其他人的糟糕得多
小而化之	我努力买了房子，但大多数人也买了房子，这没什么大不了的
挫折忍受力差	我实在不能再忍受这种饮食了
责怪自己	在这个聚会上，没有人和我说话——一定是我长得不漂亮
贴标签	我的同事刚才不理我，她真是个傲慢的蠢货
责怪别人	我还没搬出去，这是我父母的错
非黑即白的思维	如果我没有通过所有的考试，就是个失败者
以偏概全	我的感情破裂了，所以我一定不讨人喜欢

接下来，使用我基于苏格拉底辩论法构建的 ASK 三步法，可以处理消极和适应不良的思维模式。你可以用这个简单的过程，来处理上述所有情况——它们都会催生焦虑的想法，或者导致其他的认知扭曲，从而引发或维持焦虑情绪——问（ASK）自己以下问题：

A 代表准确性（Accurate）：这种想法准确吗？如果准确，有什么确凿的证据证明这样的认知？

S 代表合理性（Sensible）：这种想法合理吗？客观上合乎逻辑吗？

K 代表友善性（Kind）：这种想法友善吗？如果不友

善，这种思维方式会产生什么作用?

让我们用洛根的一个例子来说明，他报告了一些认知扭曲的情况，例如：杞人忧天、小而化之和非黑即白的思维模式。

想法：我的父亲根本不关注我，我一定非常愚蠢、无用——我的生活永远不会有任何意义，因为父亲无视我的存在。

A代表准确性：我们探讨了洛根认为自己"愚蠢"的准确性——在这方面，他几乎没有任何证据。当然，我们遇到各种困难，但洛根正在处理他的小T创伤问题，这一事实更倾向于证明，洛根并不是一个无用的人，他只是一个经历小T创伤的人而已。

S代表合理性：洛根承认，即使他的父亲没有给予他所渴望的赞美，他得出结论认为自己的生活毫无价值也是不合理的。有时，只要从语言表达出这一点，就能削弱我们内在自我批评的响亮声音。

K代表友善性：洛根当下就承认这样的想法并不友善，于是我们分析它产生的作用。我们得出的结论是，这种杞人忧天的思维模式只会让他处于一种应激状态——实际上无助于避免压力感或者伤害。

最后，在结束这个心理训练时，我们提出了一个有力的问题：

如果没有这样的想法，你的生活会是什么样子？

请查看认知扭曲的列表，并尝试这样的 ASK 过程——最好回答 ASK 的三个问题，并将答案写下来，作为你的思想记录。思想记录可以有效地帮助我们应对这些扭曲的认知，也可以成为一种文档，以便复习自己在克服焦虑上的进展。

梅格博士的日志提示：如何处理应激反应和焦虑情绪

如果有一根魔杖，挥动它，你的应激反应感觉就会消失……

1. 那你每天会做哪些不同的事情？

2. 与目前相比，你会更多地做什么？更少地做什么？描述这将给你的生活带来哪些影响。

3. 你会以不同的方式对待自己和他人吗？那会是什么样的方式？

第 4 章的关键小 T 创伤信息

应激反应和焦虑情绪是不同但相关的概念，理解到这一点，我们就可以针对每个触发因素使用正确的工具。应激反应与当下的威胁有关，或者说，应激反应是我们通过小T创伤在某个因素和应激反应之间建立的心理关联；焦虑情绪有点像我们的大脑在捉弄我们，因为即使当下没有实际的危险，我们也会产生焦虑的症状——它是对过去事件的反刍，或对未来的担忧。通过觉知将这二者区分开，接纳我们已经形成的心理关联，然后采取行动解除应激反应的条件，并处理焦虑的想法，可以把我们从这个最普遍的小T创伤主题中解放出来。

第5章

完美主义悖论

在本章中，我们将探讨：

- 完美主义和拖延症之间的关系
- 网络谩骂和黑暗三性格
- 倦怠以及如何识别衰竭的迹象
- 策略性拖延的好处
- 为什么完美主义不是成功的必要条件

本章介绍我每天在诊所的所见所闻——完美主义和拖延症的双刃剑。我们并非生来就必定追求完美，完美主义是在我们的人生中随着环境和小 T 创伤的变化而发展的一种驱动力。看到许多有才华、善良和敏锐的人，由于非适应性完美主义而自暴自弃，这真的令人心痛。所以在这里，我们将找到问题的根源，并提供一些实用的建议来打破这种恶性循环。

有一天，一个外表很酷的女士走进了我的诊所。太阳把我的脸晒得发亮，我觉得有点闷热，但这位女士的头发一丝不苟，也没有因为天热而湿成一缕一缕的。事实上，她在开始的时候就显得很镇定，我很好奇她为什么来找我，她是这么说的：

我似乎无法摆脱拖延症。这已经成了一个问题，在我最近的商业创投中，我觉得自己没办法专注……也让投资者失去信心。

我们分析了西尔维娅（Silvia）的早年生活，当我提出了小T创伤的问题后，她之前显得从容的表情在瞬间变得不安。

我的父亲是我遇到的最坚强的人，我是由他一手带大的——他凭一己之力，做两份工作来维持我们的生活。在我长大离家之前，他从来没有谈过恋爱。我永远感激我的父亲，感激他为我做出的所有牺牲。我一直表现得很好，因为我知道父亲非常辛苦，所以原因就在于此。我是个好孩子，根本就没有惹过什么麻烦。老实说，由父亲养大的我，在独立自主方面学会了很多。

西尔维娅继续解释说，她错过了一些年轻人才有的乐趣。例如在深夜的派对里酗酒，因为她不想让父亲更多地为她操劳。她总是觉得有必要“一次性就把事情做好”。一想到自己所做的事情不“完美”，西尔维娅就充满恐惧，以至于当她着手一个新项目时，发现自己总要把最重要的事情拖到深夜才做，然后带着巨大的恐慌在最后期限之前完成。她筋疲力尽，情绪低落，并与合作者发生争执，这不仅是因为她在最后期限才把工作做完，还因为对于其他人所完成的部分，她需要经过无数次修改才签发，而她总是拖到最后才修改。西尔维娅的精力迅速被耗尽，她也即将失去投资者的信任，因此我们必须对她的小 T 创伤进行分析。

完美主义是先天带来，还是后天形成？

西尔维娅自豪地公开承认她是一个完美主义者。她觉得这种特质有助于实现目标，这对成功是绝对必要的。从研究结果来看，完美主义似乎是人类天生本性的一部分，有些人或多或少都有这种特质。在某种程度上，这可能是对的——但我们现在知道，所有的人格类型都是可以改变的，我们可以通过经验、意志，以及小 T 创伤来改变它。

有些人可能天生就倾向于设定不切实际的高标准要求，而有些人的这种倾向是后天形成的。在这里，想解决先天和后天的争论是相当困难的——但对分开抚养的同卵双胞胎进行研究表明，对于某些人格特征，我们往往有一种先天的倾向，而不是单纯地通过观察身边人来学会这些模式。

在第 1 章，我们对小 T 创伤的某些来源进行了探讨，虽然西尔维娅可能天生倾向于完美主义，但不想让父亲担心可能会加重这种倾向。让我们记住，小 T 创伤是在不断累积后才产生影响的，所以在此，我们也不要进行任何批评或指责，而是对西尔维娅的生活经历保持开放性的好奇心。本着这种精神，我们开始三 A 法则的第一步——觉知。

三 A 法则的第一步：觉知

首先，我想反思西尔维亚对犯错的感受，她说她不会犯错——“我不犯错”。

但所有人不是都会犯“错误”吗？——我用引号表示这个词，因为错误的定义是：产生不想要或不满意结果的行动、决定或判断，但实际上错误是学习过程的重要组成部分。回想一下——是一次性就做对的事情更容易被你记住？还是在开始的时候做错的事情更容易被你记住？通常是后者，因为我们的神经网络会通过做错的事情吸收新的信息，并建立新的联系。事实上，我想说的是，如果不犯错误，没有计算失误或没有疏忽，我们就无法学习。

当我们对这一想法进行深入挖掘时，西尔维娅提到了她在网上碰到的一件事，这件事显然导致了她的情绪痛苦。作为已经成年的年轻人，她在一个社交媒体平台上转发了一个政治热点话题——不是针对任何人，也不是恶意的，她甚至几乎没有想过自己在做什么，因为这件事似乎是非常微不足道的，但由此产生的大量谩骂，却让她感到害怕和震惊，使她蜷缩进自己精神的小天地中。她说，这在她的脑海中固化了不犯错误的必要性——而且，像许多小 T 创伤一样，这加剧了她完美主义的行为倾向：只有行为完美，才不会带来任何问题。

关注小 T 创伤：网络谩骂和黑暗三性格（Dark Triad）

网络谩骂是一种霸凌形式，因此对每个遭受霸凌者带来的影响大致相同——他们报告说自己更加焦虑、情绪低落，觉得孤立无援，有报道称在最极端的情况下，网络谩骂会导致自杀行为。研究表明，热衷于网络谩骂的人，更有可能具有所谓“黑暗三性格”的人格特征，即心理变态、热衷权谋和自恋的结合。这些人有一些共同的人格特征，例如，他们都缺乏同情心，并冷酷无情。自恋的性格且有自大的成分，而热衷权谋的性格意味着玩弄人心、胁迫和操纵。心理变态还与反社会行为有着很强的联系——所以我们可以看到黑暗三性格的破坏性有多大。虽然网络上的谩骂者确实倾向于针对知名人士，如明星和有影响力的人，但那些人也会攻击朋友和完全陌生的人。有趣的是，网络谩骂者也可能开启“互喷”模式，在网上彼此霸凌。事实上，对英国和美国 16 至 55

> 岁的人进行的一项调查发现，16 至 24 岁的人中，几乎有三分之二（64%）的用户都在网络上谩骂过别人。然而，黑暗三性格的比率是相对罕见的，那么是什么促使这么多人，尤其是已经成年的年轻人出现这种行为呢？情绪和环境似乎是重要的因素——消极的情绪状态，如愤怒和沮丧，加上反社会行为泛滥的网络环境（例如，公然的咒骂、人身攻击、冷嘲热讽和胡说八道）——能更好地解释人们为什么要在网上谩骂别人，但是并不会呈现出固有的人格类型。网络还会对我们产生一种抑制效应，即人们与现实中的人格分离，行为偏离固有的性格——有点像在派对上喝得酩酊大醉，表现得不伦不类。然而，网络行为确实给我们带来了挑战，因为网络身份似乎表明，任何人都可以谩骂他人。

在实践中，我越来越多地碰到这种网络谩骂和网络暴力事件。互联网带来的全球性羞辱感可能会造成严重影响，再加上人们相信网上留下的数字痕迹将永远不会被消除。人类一直存在着公开的羞辱现象——想想石刑、鞭刑和枷刑——但接受这些刑罚的人，在事后可以离开所在城镇，在异国他乡开始新的生活。现在，在“抵制文化”时代，人们可能很难摆脱这种羞耻感，而且你也无法逃离。“抵制文化”与上述的“公开羞辱”

是相同的机制，因为在某种程度上，它被用来维持社会规范，或者说是一种暴民正义。这里没办法找到平衡，也没办法微调。因此，这样的经历大大增加了西尔维娅现有的不愿犯错的心理，并给她的小 T 创伤——完美主义——注入了超强的动力。

解开这个问题是三 A 法则关键的第一步（觉知），我们可以开始在西尔维娅的生活中进行切实有效的调整，以解决她已经形成的完美主义拖延模式。因此，在某种环境中，对犯错的深刻恐惧可能会给心理和行为留下深刻的印象，我们将从认识这样的环境开始探索。

非适应性和适应性完美主义

将适应性完美主义和非适应性完美主义区分开可能是有益的，因为许多人认为，把事情做得恰到好处的倾向，在生活中能够帮到他们——可能让他在工作中获得安全感，找到合作伙伴，或者单纯是为了获得被人需要的感觉。这是一种适应性的完美主义，因为这种行为模式在人的生活中是有帮助的，并能发挥作用。然而，非适应性完美主义，即害怕做得不好或做错，从而导致精神紧张，并且往往导致行动拖延，这是我在实践中最常见的主题之一。这就是为什么完美主义会如此难以破解，人们往往坚持它。记住完美主义带来的好处，但尽量淡化获得完美结果的痛苦过程。完美主义的基本含义是，相信错误在某种程度上是不可接受的，所以要竭尽所能地避免错误，对个人来说，这需要付出相当高的代价。内在的完美主义会让我们觉得，错误意味着我们无价值、不成功，而且最终会不讨人喜欢。因此，赌注的确很高。所以，完美主义是许多拖延症的潜在驱动力。

拖延症——它不是什么

通过排除法来解释拖延症其实更容易——它不是懒惰、糟糕、无能或漠视。事实上，通常情况恰恰相反。我们中的拖延症患者往往是相当认真的——因为我们担心会出错。虽然我们可能没有意识到，但洗碗、整理抽屉或在网上冲浪，是我们转移注意力的方式，让我们远离使自己不舒服的微妙感觉——害怕别人很快就发现我们情绪不佳。

所以我们将手头的任务一再拖延，直到突破自己的压力阈值，才在当天的最后几个小时里，解决那些让我们紧张兮兮的事情，然后在结项的时候，觉得自己表现得很糟糕、很愚蠢，甚至不应该做这份工作。这听起来是不是很熟悉?

但在这之前，我们这位可爱的拖延者要么花费大量的精力思考这项任务，要么使用转移注意力的技巧思考其他事情。这在身体上、心理上、情绪上消耗了我们大量的资源，以至于身体最后只能通过倦怠，让我们注意到这种不适应的模式。

“为什么我就不能继续坚持下去呢！”“我下次不会这样做了，我要早点开始，不会再陷入这种状态了。”

可以说，如果你是一个拖延者，那么你可能对正在做的事情非常关心，而不是不够关心……这意味着你可能会陷入完美主义的炼狱。

拖延症可以成为一件好事吗?

你怎么看？把今天能做的事情推到明天会是一件好事吗？对某些人来说，思考这个问题会让人感到不舒服，但是……在某些情况下，拖延是一件好事。“有计划的拖延”或延迟完成工作，往往可以作为一种非常有益的策略——例如，你每天会收到多少电子邮件或信息？特别是，如果你是母公司或工作群组的成员——我敢打赌，你会收到海量的信息！你有没有试过不回复群组信息，看看会发生什么？大多数情况是，即使没有你的参与，很大一部分“紧急”问题也会得到解决。但是，一开始你可能会觉得很困难，因为可能有一种小 T 创伤形式，驱使你成为团体中的“问题解决者”。也许在小时候，你觉得自己需要负责，这有点像第 1 章中的莫先生，他总是在别人嘲笑或为难他弟弟之前就跳出来干预。你甚至可能会因为成为挑大梁的人，而获得巨大的归属感，如果这没有给你带来任何负面情绪问题，比如倦怠和衰竭感的话，那就是很好的。（见本章稍后的“如何发现倦怠的迹象”。）

我每周在诊所看到的现实是，在人生中频繁出现的相关小T创伤引发的行为模式，确实会导致一些非常不愉快的症状。但是你可以通过有计划的拖延来解决这个问题，我衷心地向那些觉得每天时间不够用的人建议这个方法。对于某些任务来说，等待一段时间再处理是合理的，例如在做决定之前，我们要收集足够的信息，但对于其他许多任务来说，它们并不像最初看起来那么重要——我指的是电子邮件、短信和群组消息。它们大多数属于此类。但是还有其他许多琐碎的任务，并不值得你用每天的黄金时间去完成它们，例如，洗衣服、洗碗等无数的家务。

我们之所以为此类工作忙个不停，是因为做完这些事情后，当我们真正实现了某个目的，内心会感觉很好，而不管这些事情是多么微不足道。当成堆的衣物被分类（说实话，这样的行事模式是如何被不断蔓延开的？），并摆放整齐，你不用再处理它们，多巴胺就会给你带来微小的奖励。而当你面对一万字的重要报告、销售目标、关键绩效指标等事情时，就很难获得这样的感受。但这种对成就的渴望只是短期内被满足，很快又会卷土重来，因为我们在一些关键的任务上，并没有取得任何真正的进展。区分某些模式是适应性的（如计划性延迟）还是非适应性的，一个简单方法是对自己提出以下这个问题：

“这对你有什么好处？”

如果面对一项任务（我指的是只要邮箱一收到邮件你就秒回）你稍微延迟，给自己一些喘息的时间，那么或许会有别人替你回复。我们不停地抱怨科技对我们的生活带来危害，但通过深入研究，我们有可能去分辨自己即时回复的性格，是真的对我们有好处，还是只是让我们保持忙碌，从而忽视小 T 创伤和这些行为背后的原因。

在这个以目标为导向的社会里，上述这个问题对我们所有人都有很大的帮助，我们要接纳这个事实：也许完美主义导致的拖延模式，并没有给我们带来真正的好处。事实上，这个小 T 创伤主题很容易让人倦怠（burnout）。

如何发现倦怠的迹象

2019 年，“倦怠”这一综合征首次被录入世界卫生组织的健康和疾病圣经，即《国际疾病和相关健康问题分类手册》（*International Classification of Diseases and Related Health Problems Handbook*）。倦怠最近才被正式承认，这看起来可能很奇怪，但隐性疾病往往都是如此——医学科学和实践总是滞后于人们的经验。

倦怠被列入“影响健康状况的因素”类别，这并不是在开玩笑——我曾经帮助过一些人，他们往往需要几年时间才能恢复，出现了一系列相关的健康问题，导致失业，人际关系紧张，并影响生活的方方面面。虽然世界卫生组织将倦怠与工作压力联系起来，但也有其他无数情况会导致倦怠，其中包括：尽力取悦所有人、想让自己的认知与他人的期望同步，以及仅仅是无法很好地融入环境。所以，了解倦怠的症状是很有必要的，这样才能及时处理，避免出现严重的健康问题。

如果以下情况对你来说是家常便饭，你可能患有倦怠综合征：

- 你在最后一分钟取消计划——这种情况越来越频繁。
- 对自己完成的任何任务，你都不觉得满意，还为没有达到标准而责备自己。
- 你觉得每天没有足够的时间留给朋友，也没有足够的时间来享受自己的爱好和其他愉快的活动。

- 你总是一心多用——“毕竟在这个世界上，谁一次只做一件事呢！”
- 你在呵护自己的事情上很少花时间，或根本不花时间——“呵护自己……你回家的时候会干什么，嗯？”

你可能已经经历过的倦怠迹象包括：

- 烦躁不安，通常表现在对爱人、家庭成员或狗发脾气。
- 过去并不困扰你的一些问题，会让你过度情绪化——例如，对着广告哭泣。
- 感到不知所措，无法应对过去能处理得很好的事情。
- 出现认知问题，比如忘记自己为什么走进房间，不能长时间集中注意力，甚至无法专注电视剧的情节。
- 工作表现不佳。
- 睡眠不好——要么无法入睡，夜间醒来后，无法再次入睡，要么两者兼而有之。
- 大多数时候感觉“既紧张又疲惫”。

- 只是觉得疲惫不堪，精疲力竭，但思维却很活跃。
- 情绪化、紧张或无意识地大吃大喝，特别是吃甜食或高碳水化合物的食物，如饼干、意大利面和巧克力，对于那些喝酒的人来说，以前晚上只喝一杯葡萄酒，现在变成了一瓶。
- 体重发生波动（你觉得体重明显上升或下降）。

三 A 法则的第二步：接纳

现在，我们对某些可能对我们不利的模式（如完美主义）有了很好的了解，进入三 A 法则的接纳阶段就会让我们受益。

完美主义和成功

我们人类（尤其是在现代社会）最常犯的错误之一是将完美等同于成功："我只有把这件事或那件事做得恰到好处，一切才会好起来。"正如我们在第 1 章中所探讨的，这些竞争性的社会规范将我们设定为仓鼠，在永无止境的"奋斗之轮"上不停地奔跑。即便情况已经发生了转变，许多名人、明星和各种声音都告诉我们——"是的，虽然门上清楚地贴着'拉'的标志，他们还是推门而入"——然而，我们仍然本能地觉得只有完美无缺才能带来圆满。这种观点遗漏的是，这些生活故事完全遵循了普遍的故事原型（降妖伏怪、白手起家、探索旅程、远航凯旋、喜剧、悲剧和重生），故事的主角通常都是最优秀的典范。换句话说，虽然我们非常认同这种叙事风格，但我们从那些“最终成功了”的人那里获得的信息是：只要我们能如此完美地失败，我们也会成功。

哇，压力太大了！甚至连失败都要完美……

所以，为了学会接纳，克服完美主义小 T 创伤带来的不愉快的后果，围绕“你已经够好了”去努力是有好处的。你可以通过头脑风暴获得一些方法，每天用“你已经够好了”来提醒自己——我有一个客户就把这句口号印在 T 恤上，你也可以把它作为密码，或者贴在墙上，不断地加以强化，要尽可能地让这句话每天都出现在你的视线中，因为我们人类狡猾的大脑会不断转向它的反面。

正如我一次又一次看到的，如果我们不尽力驯服内心的完美主义怪物，就会导致焦虑、抑郁、健康不佳和倦怠等现实问题。俗话说得好，一分预防胜似十分治疗。

请放弃……

完美主义吧！你真的需要一直保持完美吗？不，完美主义往往对我们没有什么好处，坦率地说，它在很多时候会让生活变得非常悲惨。

此外，追求完美主义会消耗大量的认知能量，使我们几乎不可能从错误中学习，并建立心理免疫力。你所认识的办公室里的某人，或者是亲人/讨厌的朋友/政治领导人，当他们跌倒时，似乎只是掸掉身上的灰尘，并不忧虑——是的，他不是完美主义者。他的失误是否阻碍了他的发展？并没有！人们似乎更喜欢他了！有趣的是……这样做并不是为了成为小丑，而是为了停止对整个事件的心理回放，这样做可以使你（1）真正享受自己的休息时间；（2）更容易搞清什么对自己的生活有用或没用，并且能够继续前进，而不会陷入彻底的自责。

然而，人们通常会有所保留——“但是，如果我放弃完美主义，我将永远不会成功！”——因此，在接纳阶段，进行以下练习是有用的（见表5.1）。

表5.1　完美主义者与非完美主义的比较

（现在）完美主义者的你	这可以（很快）让你成为以成功为导向的非完美主义者
设定非常困难的目标/标准→	设定务实的目标/标准→
当目标实现时，很少给予表扬→	庆祝成就→
设定更高的标准→	设定另一个切合实际的目标→
没达到目标（或认为没有达到目标）→	将任何失败视为学习的机会→
觉得自己是个失败者/自责	觉得自己还不错，虽然也会犯错

这二者本质上的区别是，完美主义正是在做他们担心的事情——让自己陷入失败。然而，无论什么样的小T创伤导致了

这种心态，改变这种心态也是完全有可能的——但你一定要唤起你内在的艾莎（Elsa），然后让那些糟糕的事情过去。

三 A 法则的第三步：行动

到现在为止，我真心希望你已经充满活力、充满力量，准备好进入三 A 法则的行动阶段，这些是你可以尝试的一些策略，并以此摆脱完美主义 / 拖延症的悖论。

打败拖延症的可行技巧

找到适合自己的方法，在这个过程中要像对待好朋友一样善待自己。在摆脱完美主义者 / 拖延者身份的过程中，你也不可能做到完美无缺！

番茄工作法

这个著名的时间管理和效率技巧（以意大利语的“番茄”命名，番茄是最初开发的计时器形状。）是一种久经考验的方法，可以把大任务务实地分解成若干块。各地的教练都反复提倡“大组块奖励法”（chunk-and-reward），但老实说，我个人从来没有觉得这个方法有用，我的许多客户也反映了同样的情况。这通常是因为我们认为的工作任务，是按产出而不是时间来进行划分的，比如说完成一份报告。但是，完美主义者可以花几个小时去琢磨某个段落，因此，以产出为导向的思维方式，往往导致完美主义和拖延症的悖论。番茄工作法则不同，它以分钟为单位进行积极的约束，这些约束具有客观的定义，并且可以衡量，而不是通过主观判断来设定目标，从而导致没完没了的长串任务。方法如下：

- 准备一个计时器——我建议不要用手机，因为这样会关联到下一个时刻……
- 排除一切干扰——把手机放进抽屉里，并调成静音，如果不会妨碍工作的话，关掉电脑上的所有提醒，或者挂一个“请勿打扰”的标志或其他类似的提醒，防止别人干扰你的注意力。除非你是一名急救医生，否则请你放弃所有用来合理化查看信息提示的理由（借口），因为我向你保证，你等待几分钟再看这些信息也没关系。
- 将计时器的时长设置为 15 分钟。研究表明，我们的平均注意力集中时间约为 20 分钟，为了让自己舒适，将计时器设置在这个注意力集中的时间范围内。
- 铃声响起后，短暂休息 5 分钟，开始记下工作块。如果你开始是坐着工作，我建议你现在站起来，走几步，或做一些伸展运动，以感受身体的存在！

- 每次工作 15 分钟，休息 5 分钟，不断地这样重复，直到记录显示你已经完成了四个工作块，再休息更长的时间——这个时间可以只有 15 分钟，但必须足以让你感到精神焕发。

为了使这一方法发挥作用，你确实需要利用休息时间做一些事情，用来转移自己的认知注意力——但是，不要查看电子邮件！采取一些仪式性的行为，比如泡一杯茶，进行一次短暂的正念练习，或者采取其他形式的身体运动，这都是很好的。

当我第一次开始使用这种技巧时，我很惊讶，15 分钟竟然有这么长！这让我看到，在开会 / 前往某地，以及做其他事情之前，我总是完成这么多工作——这些都是积极的约束！

对付拖延症的其他技巧

安排“提前症”的时间

“提前症”是拖延症的难兄难弟，它指的是你尽量完成所有小任务，从而避免去做真正需要做的事情。刷洗餐具、洗衣服、清理收件箱都是提前症的例子，我相信你还能想出上百个其他例子！人们常常觉得，把这些琐碎的工作都做完，能给自己创造一些心理空间。尽管这种说法具有一定道理，但问题是，长时间耗费心思去做即使看似简单的任务，也会导致疲劳。这意味着，当你为了养家糊口而着手进行重要的工作时，已经筋疲力尽了，这会导致你产生一种熟悉的负罪感，因为你没有先处理好本职工作。

一些非常有趣的研究表明，我们大脑在运转时就像身体里的肌肉一样，如果一直不停运作，潜在的有毒神经递质就会在前额叶皮层积累，就像在长时间、高强度跑步后，乳酸在腿部肌肉中积聚一样。这将减缓认知速度，并导致疲劳，类似于疼痛和疲惫的小腿会让你发挥失常。对付这种情况并克服提前症倾向的一个方法是，在日记中安排这些任务。就像过度限制饮食会导致暴饮暴食一样，当你试图不进行任何提前安排也会导致你沮丧，从而无法对这些日常任务保持专注。大家听说过酒醉的人会醉眼迷离，幻想出粉红色的大象吗？你现在在想什么？是的，在你大脑中，那只粉红色的哺乳动物一定挥之不去，这就是为什么过度限制一种行为，从来不会真正发挥作用——我们的大脑知道它仍然存在。因此，如果你告诉自己，在完成项目的整个过程中，你根本不会浏览社交网站，这样的话，只要你出现一丝疲惫、烦躁、饥肠辘辘或类似情况，意志力就会像树枝一样折断。另外，有计划的提前是一种更现实的策略，它可以抑制“渴望进展”带来的痛苦。

早晨吃青蛙——短期的痛苦让长期效益变得更容易

不，我并没有吃这么恐怖的早餐，但是马克·吐温（Mark Twain）似乎说过这样的话："早上第一件事就是去吃一只活青蛙，那么在今天剩下的时间里，就不会有更糟糕的事情发生了"，或者说："如果你的工作是吃一只青蛙，最好早上第一件事就是吃掉这只青蛙。如果你的工作是吃两只青蛙，那么最好是先吃最大的那只。"我们很难确定到底哪句话是他说的，甚至不知道他是否真的说了这样的话，因为有人认为这句是其他人说的，但关键是没有人想吃一只活青蛙（也许对某些人来说，青蛙腿……），但如果不得不吃，就最好早点把它吃完。拖延症背后的心理学原理是有些重要的，因为在特定的时间或某一天，我们的认知能力（即心理空间）是有限的，所以如果我们的大脑在后台担心某项任务，就没有那么多时间和空间去做其他（更有趣的！）事情。但是，如果我们把这件事清除掉，那么我们的内心就能更自由、更专注地完成那些令人愉悦但是需要更多创造力和横向思维能力的任务。所以，早上刚刚起床，你觉得精神焕发，趁着能量和激情最高的时候，完成那些不愉快的事情吧——假设你前一天睡得很好，如果睡得不好，请参看第 9 章。

降低你的期望值

当我们非常在意自己的表现或特定的产出时，几乎总是把期望设定得极高。我们倾向于以结果而不是过程为导向，忘记了一个伟大的杰作，可能从一系列的草图中诞生，或者是在信封背面记下的一些想法。通常情况下，无论你做什么，至少都足以推动你思想的发展，即使在日常生活中，你可能觉得自己并没有取得什么进展。俗话说“罗马不是一天建成的”。

应对完美主义的长期方法

在生活中养成的习惯确实需要一些时间来改变，所以西尔维娅和我也采用了表 5.2 的练习，它基于认知行为治疗技术，将完美主义从根本上转变为“我足够好”的感觉，从而为我们所需的生活留出空间。

表 5.2　练习：根据你的现实情况进行检查

最坏的情况	这种情况实际发生的概
如果我不是每个晚上都花时间准备这个演示，并一直工作到半夜，那么这项工作中的所有人都会发现我完全没有能力做好这份工作，我就会被辞退	嗯……我从没获得过糟糕的管理评估，而且我确实获得过很好的反馈，所以我应该不会被人否定。仔细想想，我也不会这样被解雇，因为我和他们签了雇佣合同，所以如果我的老板认为我不合格，他仍然必须给我机会来改进
如果我不立即回复我朋友的信息，他们会觉得我不在乎他们，不重视他们——最终，我就会完全没有朋友	我想大家都很忙……大多数朋友都不会立即回复信息，我不认为他们是糟糕的朋友，只是他们一定有很多事情要忙。所以，总而言之，即使我将更多的时间花在自己身上，我觉得我也不会失去任何一个好朋友
如果我不在各方面表现得完美无缺，就不会有人喜欢我，更不用说爱我了	我爱在生命中遇到的所有人，虽然他们也会犯很多错误。有时，看到别人脆弱、不完美和混乱的一面，让我觉得自己和他们更亲近，所以他们可能也是这样看我的……

完美主义基本上就像一个放大镜，不仅会放大，而且还会造成扭曲，一旦你开始窥视它，你就已经掉进了未知的深渊。因此，完美主义者需要定期并诚实地根据现实情况进行自我检查，以对抗对世界产生的扭曲认知。想一想最糟糕的事情——彻底的、非常糟糕的、最无法忍受的后果——并不算完美主义。

这里的秘诀是从基于成就的自我意识，转向与我们内在特质相关的个人价值。**我们可以努力做到最好，但不一定非要做到最好**。因为无论我们多么富有，外表多么完美，或者多么成功，在本质上，我们都是容易犯错的凡夫俗子。这很好！如果我们都是完美的，千篇一律的，生活将是多么无聊。

如何以失败为鉴

我们可以把任何失误、错误、失态视为重新审视形势的重要机会，反过来，以好奇而不是批判的眼光来看待完美主义。基本上，我们要像猫一样充满好奇，通过向自己提问的方式，对正在展开的事情保持好奇：

- 到目前为止我取得了什么成就？只遭受一次打击很难让我沉沦。所以你要专注于目前所拥有的，调低内心批评的声量。
- 我从这次失误中学到了什么？一个疏忽，即使是严重的疏忽，也能让你了解到一些重要的事情，比如缺少了什么平衡元素，或者什么小T创伤模式在此反复出现。

- 我能从这样的境遇中学到什么，从而让自己继续前进？在这个领域，你可能需要更多的支持/信息/自我觉知，从而转换到下一个层次，如果你处于懵懂的状态，就去请教一下别人。

说实话，没有人是完美的。如果我们都是无可挑剔、完美无缺的人，生活就会变得无比乏味——事实上，最有趣、最吸引人的反而是那些把裙子塞进内裤或者门牙上卡了绿菜叶的故事。如果你觉得在你的生活中有某个人接近完美，可以和他聊一聊，问问他的尴尬逸事——你可能会感到很惊讶，他们在生活中也犯过许多错误！阅读那些受人尊敬的偶像传记也可以达到这样的效果——如果他们足够谦逊的话！一个公开的秘密是，每个人都曾面临挑战，我们可以利用这些小T创伤来增强我们的心理承受能力——只要我们对自己就像对别人一样慈悲。在这一点上……

向自己保证，好好呵护“自己足够好”的感觉！

梅格博士的日志提示：清除内在的批评

1. 如果放弃完美主义，我会担心什么？

2. 拖延能保护我免受什么伤害？

3. 如果你扔掉完美主义的盾牌，让人们了解真实的自己，你的生活会有什么改善？

第 5 章的关键小 T 创伤信息

拖延症通常是由对失败的恐惧和高度的完美主义驱动的，经常由小 T 创伤触发。因此，通过清理小 T 创伤，你可以处理所有（至少是大部分）对完美的渴望，允许生活中出现更多的体验——包括各种小问题、小事故和小错误，因为这些通常是我们自嘲和学习的机会。完美主义把我们束缚在期望中，给个人带来很大的压力。然而，通过对自己更加慈悲，你可以从这个小 T 创伤中挣脱出来，选择你希望花时间和精力去做的事情，而不是觉得必须把所有事情做得“恰到好处”。

第6章

冒充者综合征的本质

在本章中，我们将探讨：

- 为什么冒充者综合征对某些人的影响更大
- 隐性偏见的进化驱动因素
- 轻度冒犯的影响
- 为什么我们倾向于向上比较，而不是向下比较
- 处理轻度冒犯的赋能策略

在我的诊所里，我有幸向形形色色的人提供服务，在此之前，我在高校从事教学和研究工作。我可以诚实地说，我从遇到的每个人身上都学到了一些东西——这就是人类同胞的绝对魅力所在。尽管这些人的背景、个人特征和个性各不相同，但我想说的是，他们还是有一些惊人的共同点——在生活的某些领域（通常是最受他们重视的领域），许多人觉得自己在“装模作样”。

我想向大家介绍凯莉（Kellie）。作为一名化学工程师，凯莉显得从容自若，并具有自制力，她的每个毛孔似乎都散发出平静的自信——除了眼睛，对我来说，这很有趣。当我们探讨

凯莉的生活历程和她现在的感受时，她是这样分享的：

> 我知道我很成功，我为此付出了很多努力。但这似乎并没有给我带来什么——我就是“感觉”不到成功。人们总是告诉我，我做得有多好，尤其是作为在STEM（科学、技术、工程和数学结合的跨学科综合教育）领域的有色人种女性。但我不断质疑我是否应该继续待在那里（继续从事这份工作），我已经开始不热爱这份我为之付出巨大努力的职业了。
>
> 但不仅如此——我这么说有点尴尬——我不确定人们是否喜欢我，更不用说尊重或重视我了。说实话，我一点头绪也没有。我发现自己会在人们的脸上寻找蛛丝马迹——是眼睛周围充满笑意，还是嘴角微微下垂，皱着眉头——不管怎样，我似乎完全不知道人们对我的看法，这让我发疯，以至于我要花很多时间去关心和思考它。也许我不应该关心……我不知道，但我发现自己想知道同事对我在工作表现的表情是肯定还是否定——是友善的还是敌对的？我表现得是好还是坏？我整个晚上都一直琢磨它。我不再了解自己，现在我对自己所做的一切都有疑问，我知道这阻碍我在工作中取得进步——我只是不想再有这种感觉。

我问凯莉是否听说过“冒充者综合征”，她点点头说“听说过”——于是我们就开始了三 A 法则的“觉知”部分。

三 A 法则的第一步：觉知

我们中间有一个冒充者！

“冒充者综合征”或“冒充者现象”一词最早是由心理学家波琳·克兰斯（Pauline Clance）和苏珊娜·艾姆斯（Suzanne Imes）在 1978 年提出的，他们在那些对自我期望很高的人身上发现了一种特殊的模式——这种现象也出现在那些没有实现这些期望就会一直难过的人身上。

尽管这个标签一直在媒体、社交平台和日常对话中流传，但更仔细地研究它的原始定义可能会有所帮助，这种综合征包括以下组成部分：

- 在生活中，至少在某个主要领域（工作、亲子、人际关系等）你觉得自己在装模作样，并害怕被“发现”。
- 你真的认为自己会把某项任务搞砸，当它进展顺利时，你会感到非常震惊，根本谈不上放松。
- 你害怕绩效评估、同行评估或无意中听到关于你的谈话，因为你确定其他人对你的评价是负面的。

- 当收到积极的反馈、赞美或表扬时，你往往会像掸开苍蝇一样把它甩开，并感到有点尴尬。
- 当事情进展顺利时，你会将其归功于好运或外部因素，而不是将工作做得好归功于自己。
- 面对成功或特权时，你甚至会感到内疚或有点害怕——有时会有意识或潜意识地进行精神自虐。
- 但失败本身会让你感到恐惧——所以你倾向于把事情留到最后一刻，然后对手头的任务感到不堪重负。
- 你觉得每个人天生就比你好，努力在特定情况下和他们一样好（但其实并不觉得自己有多好）。
- 其他人可能会说你是“超人”——但你肯定不觉得如此。

对于那些不需要和这种心魔作斗争的人来说，一些非常成功的人士竟然要如此怀疑自己，这似乎很奇怪。但我敢大胆地（有根据地）猜测，相当一部分被认为“成功”的人士，都经历过冒充者综合征——至少在他们觉察到自己的小 T 创伤之前会如此认为。

冒充者综合征的一个问题是，在处境最好的情况下，也会认为自己处于痛苦的生活方式，在最坏的情况下，这种心态会导致更严重的心理健康问题。长久以来，专家们认为主要是女性会有这种综合征，但研究表明并非如此——冒充者综合征既影响女性也影响男性，它影响到各行各业、各种阶级、文化、种族和性取向的人，但我们可以说，边缘化群体可能会更强烈地感受到自我怀疑（详见下文）。历史、社会规范和文化结构也会发挥相应的作用，并会形成小 T 创伤。事实上，多达 70% 的人在他们生命中的某个阶段，会经历这种现象——这无疑会降低他们的生活质量，因为人们发现很难（甚至不可能）真正觉得自己配得上自己的成就。

为什么有些人比其他人更容易觉得自己是冒充者?

尽管冒充者综合征会影响到所有人，但它似乎在某些特定群体中更为普遍。这绝对不是说某些群体的人比较脆弱，更容易自我怀疑，或者说，他们在生活中的应变能力较差——这完全取决于一些群体在社会生活中经历过的小 T 创伤。

在我的整个职业生涯中，一直看到有人提出这样的假设——这些人肯定有什么“问题”，是他们的问题或失败导致他们产生了这些怀疑和不安全感。然而，责怪个体太容易了，这并不能帮助我们理解问题的机制。但幸运的是，现在有更多的研究向我们展示了社会生活中产生的小 T 创伤，是如何导致冒充者综合征的。

一项对非裔美国大学生的研究发现，那些经历过更多种族歧视事件的人，往往更容易觉得自己是冒充者。然而，即使是由于性别和种族等人口统计学特征而觉得自己被污名化的想法也会带来影响，让人觉得自己是冒充者。换句话说，如果你担心自己会因为性别、种族、性取向、健康状况或任何其他分类而受到不公平的对待，你就更有可能经历冒充者综合征。这很重要，因为冒充者综合征的严重程度与抑郁症、焦虑症、工作表现不佳、工作满意度和倦怠有关。

作为小 T 创伤的轻度冒犯

哥伦比亚大学教育学院心理学和教育学教授德拉德·温·苏（Derald Wing Sue）博士对轻度冒犯作出了如下的定义："轻度冒犯是目标群体在日常生活中遭受的经常性轻视、轻蔑、侮辱、贬低和否定——而对方并无恶意，也没有意识到他们的行为具有冒犯性或贬低性"——就像所有的小 T 创伤一样，这是通过累积性造成的伤害。你熟悉以下这些轻度冒犯的言语吗？

- "但是你看起来还是不错的呀！"
- "考虑到你的背景，你不是做得很好吗？"

- “是的，但你原本来自哪里？”
- “哦，尽管你条件不行，但会做这么多事情，这太棒了。”
- “你丈夫在家吗？”
- “我从不拿肤色来说事。”

轻度冒犯是一种隐性偏见，通常是无意的伤害，但传达出一种隐性的侮辱或否定。在这里，将轻度冒犯与公开的压迫形式区分开来可能会有所帮助，后者通常被定义为各种“主义”，如种族主义、性别歧视主义、阶层主义、体能歧视主义、反犹太主义、年龄歧视主义、异性恋主义（或恐同症）和性别二元主义，这些公开压迫形式的目的，是获得支配地位并维持不平等状态。换句话说，这些“主义”既有负面的意图，也有负面的影响，而轻度冒犯可能没有明确的伤害意图，但是其影响可能同样具有破坏性。

因此，轻度冒犯是一种更微妙的歧视形式；然而，它们的后果可能很严重，会导致自我怀疑和冒充者综合征，此外还会导致心理疲劳，因为接受此种言论的人试图弄清楚，为什么这样的陈述会让自己感到如此受伤。轻度冒犯还会进一步影响积极性，损害职业发展轨迹。但是，由此带来的后果可能更加严重，因为轻度冒犯、轻度侮辱和轻度否定，可能导致身体健康问题，缩短寿命，并在获得教育、就业和保健服务上加剧不平等。

为什么我们会有隐性偏见？

身处一个信息爆炸的环境中，在任何一个时间点上，我们都无法进行计算——事实上，我们日常有意识地处理的信息通常只占每一秒摄取的1100万比特信息中的一小部分。就像应激反应是自动的一样，我们还能通过其他认知捷径应对复杂多变的环境。事实上，大脑运作的绝大多数过程在我们的意识之外，独立自行运作，从而使我们能够完成决策和反思等高级功能——基本上，这样我们就可以完成生活中的日常任务，而不必花时间明确地分析世界向我们轰炸的所有信息。这很奇妙，因为它使我们能够适应和进化，但它有一个缺点——我们，我们所有人，都容易出现认知错误和偏见，因为我们的心理能力是有局限的。隐性偏见就是其中的一条捷径，我们根据自己所相信的群体特征，对某个人或群体做出即时假设。这并不必然导致消极或有害的信念，但如果我们对某个群体没有足够的直接经验，这些假设往往是刻板的和漫画式的，并经常体现出偏见——可能导致无意的轻度冒犯。

假惺惺的恭维

当我们探讨轻度冒犯，将之作为某些群体更盛行冒充者综合征的可能原因时，凯莉透露，在学业上，她获得了某项目的美差并获得了奖学金，但这不仅是基于她的成绩，而且也基于她的背景。她说自己一直对此感到难为情，也许她并不是靠真本事获得成功的。凯莉回忆说，有人曾多次对她说："你能得到那笔奖学金，难道不是很幸运吗？"还会说："考虑到……你不是做得很好吗？"——其潜在的推断是，凯莉的成功与学术成就、努力工作或能力没有什么关系，她不是靠自己的能力获得这个机会的，并不是因为她在生活中全身心地投身职业生涯，付出了大量的学习时间，或作出了大量的牺牲。

凯莉还分享说，她的成功让她感到不安，但她以前从未与任何人分享过这一点——当然，因为她不想让家人或同事意识到自己一直在"装模作样"，所以他们也不知道。因此，她从来没有机会听到其他观点，也没有人帮助她挑战这些由轻度冒犯小 T 创伤引发的想法，所以实际上每当凯莉开始处于严重的冒充者综合征症状时，这些假惺惺的恭维就会在她脑海中响起。

这是一个深刻的洞见，在接下来的几周里，凯莉经历了一系列情绪，包括：对轻度冒犯的愤怒，发现自己的冒充者综合征有一个（或多个）可识别原因后的宽慰，以及为自我怀疑所耗费的时间感到忧伤。

凯莉说："我一直认为这是我内心的问题，我似乎出了某种状况，这与我的经历无关。"这再次表明小 T 创伤几乎是无法被察觉到的，因此是潜在的。这一切表面上看起来是积极的评论和互动，但事后却给你造成了消极的影响，导致这种内部紧张。轻度冒犯也可以是行为上的，例如，我的客户凯（Kai）在会议发言时，不断地被人打断，但其他人似乎都没有这样被打断过，于是自我怀疑开始在他内心深处扎根。这些持续的小 T 创伤使人疲惫不堪，导致诸如冒充者综合征等问题，因为这个被打断的人，不仅会怀疑是否有人在聆听他，而且还会怀疑自己的发言是否有价值。因此，这是一种轻度冒犯形式，如果不加以处理，随着时间的推移可能会变成轻度霸凌行为。

为了扩展三 A 法则中的觉知，并进入接纳阶段，我相信，探讨隐性偏见对轻度冒犯等破坏性行为的影响是有意义的，这可能会导致冒充者综合征，并损害自尊。

感觉不够好的其他原因

因为小 T 创伤是在人的生命历程中积累起来的，所以只发现一个小 T 创伤很少会让人进入接纳阶段。与所有客户一样，在帮助凯莉处理问题时，我们还调查了她的一些行为模式，这些行为模式可能会使冒充者综合征的感觉长期存在。同样地，凯莉承认，她不愿与我分享她的一些习惯，尤其是她使用社交媒体的习惯。她意识到自己花在领英[①]（LinkedIn）上的大量时间（“似乎耗费了我的所有时间”）让她更加怀疑自己，但她就是停不下来。当我们仔细查看时间顺序的时候，发现了她痛苦地觉得自己是个冒充者的时间，与她几乎成瘾地查看领英的时间线产生了关联。这说明了一个小 T 创伤如何像滚雪球一样变成另一个小 T 创伤，以及我们自己——或者更确切地说，我们与生俱来的固有认知机制——如何让精力消耗型的小 T 创伤主题长期存在。

我们有太多的参照点

除了我们从别人那里接受的隐性偏见给我们带来了小 T 创伤之外，还有许多内在的机制在打压我们——如今非常普遍的一个机制是我们倾向于将自己与他人进行比较。虽然这种比较具有进化上的优势，因为早期人类需要这种机制才能存活下来——要能够立即、无须经过太多意识的思考，就能将自己与对手进行比较，要么得出结论认为自己更强大，可以在战斗中获胜，要么认识到自己更弱小，并赶快逃离伤害——这对早期的人类很有帮助，因为它节省了宝贵的时间，从而避免自身受

① 领英：启动于2003年5月，是一个面向职场的社交平台，总部位于美国加利福尼亚州。——编者注

到伤害或死亡。以上的分析当然是极端的还原论，我们有无数可以用来与他人进行比较的特征，但即使我们想一想，在几代人以前，通常人们能够看到的也只是他们的家人、社区和工作中的同事，见到其他人的机会并不是很多。但现在，我们可以轻而易举地把自己和其他数十亿人相提并论。而且因为从进化的角度来看，低估一位明显更优越的竞争对手会更危险，我们的本能会引导我们向上比较，而不是向下比较。因此，我们有一种天生的倾向，即关注那些我们认为在某种程度上比我们强的人——对早期人类来说，这是一种非常好的机制，但在网络世界中却相当不利，因为网络的个人资料和图像都经过修整、修饰和美化。

在心理学中，我们把这些无数的比较点称为“参照点”——这些点确实是无穷无尽的，因为社交媒体的算法就是这样设定它们的。至少在开始的时候，凯莉觉得，像领英这样基于工作的平台与其他社交媒体应用程序不同，在其他应用程序上，人们会对自己的照片进行编辑。但领英毕竟也是网络平台，而网络平台不正是让我们编辑照片，以改善我们的职业前景吗？令人恼火的是，我们进行的是三 A 法则中的“接纳”部分，所以我们要进一步深入研究凯莉的小 T 创伤是否促使她使用社交媒体，并不断进行比较。

一个“对所做选择感到懊恼”的例子

我从来都不是《欲望都市》(*Sex and the City*)的铁杆粉丝，也不能说我看过整部剧，但我发现萨曼莎(Samantha)这个角色，很好地说明了如何处理“对所做选择感到懊恼”的问题——真的不要在乎这些问题！但是，说起来容易做起来难。如前所述，我们天生就会进行比较——不仅是将自己和其他人进行比较，还要与平行宇宙中的自我进行比较。我们就是对自己最残忍的恶霸！

纳瓦拉大学(University of Navarra)的系列研究显示，我们倾向于理想化自己没有走过的路和没有做出的选择。这些可以是忌妒别人所吃的美食这种无伤大雅的事情，也可以是一些重大的事件，例如对重要的职业决定、选择伴侣，甚至是生孩子感到后悔。有些事情一旦错过之后，我们就失去了继续体验的机会，从而将它们浪漫化，而忽略了这些选择也会伴随着困难、学习曲线和失望的事实。我们总是高估一些事情，认为它们本来会有多好——而社交媒体在这方面起到了推波助澜的作用。

凯莉说，自从她的冒充者综合征开始后，她发现几乎无法不幻想，如果她没有接受奖学金，生活会是什么样子——也许她可以做其他事情，从而觉得更满足。领英上的每个人似乎都拥有令人满意的职业——“为什么我不能这样呢？”凯莉问道。

三 A 法则的第二步：接纳

为了帮凯莉弄清楚这一点，我们用了“那又怎样？”的练习。这个练习一开始可能听起来有些苛刻，但请耐心一点，这是一个非常直接和快速的方法，可以找到问题的根源——更重要的是，找到导致心理不安的根本感觉。

首先，我们来陈述当天的问题。

存在的问题：我不知道是否应该接受奖学金，走上这条职业道路。

表 6.1

提问	回答
那又怎样？	我得到了奖学金，但我却质疑我的职业道路，这似乎不对。
是的，但那又怎样？	因为也许别人接受这份奖学金后，比我表现得更好。
但是，那又怎样？	也许我是从更有资格获得它的人那里偷来的。
那又怎样？	我不配拥有这份奖学金，因为我对自己的职业似乎不满意。

答案是：我觉得自己不配获得这样的成功。

这个结论触发的感觉是：内疚、羞耻、自我憎恨。

正如我所说，这种技术可能显得冷酷无情，因此在使用它时，你可能想将之想象成好友的声音，从而给它注入一些幽默感！这确实是一种有用的方法，可以识别导致小 T 创伤主题（如冒充者综合征）长期存在的潜在感受—— 一旦这些感受被严格地暴露出来，接纳工作就可以取得飞跃性的进展。

内疚——说出来，别为它感到羞耻

在此，我们越来越熟悉接纳阶段，这是三 A 法则的核心组成部分。事实证明，凯莉多年来所遭受的轻度冒犯，已经激发了她对自己的成功——或者更准确地说，对她获得奖学金的资助形式——产生一种深深的、潜在的内疚感。通过最终给“内疚”这种情绪贴上标签，我们可以直截了当地解决它。凯莉对奖学金感到内疚，因为具有某种“优势”，她觉得自己不应该获得这样的成功。我们探讨这种内疚感是否合理，即她是否故意地做错了什么。重要的是，凯莉要面对这个问题，而不是让她内心的冒充者来面对。在这里讨论情绪生物群落，有助于使不同的情绪同时出现，当然，在一开始，这是不舒服的。

不要让它们把你击垮——艺术馆练习

在这个接纳阶段，我还要求凯莉选择一个她喜欢去的地方，但是这个空间同时还有其他人，这种地方可以是博物馆、电影院、艺术馆，或者任何你喜欢去的公共场所。凯莉选择了艺术馆，所以我让她想象自己四处走动，在一次限时展览中欣赏艺术作品。这将是凯莉看到这些作品的唯一机会；她无法再回来了，因为展览很快就要结束了。现在，我让她想象一下，艺术馆有许多不守规矩、不顾他人感受的人——他们大声说话，无视参观艺术馆的常规礼仪。我问凯莉这让她有什么感觉——她想到的词语有“烦恼”“愤怒”和“沮丧”。接下来，我问她是否会因为他人的此种行为，而离开这次千载难逢的展览——你自己在头脑中想象一下这个场景。

凯莉想了一会儿，说：“不，如果这是我唯一的机会，我会留下来继续欣赏艺术品，不管其他人在做什么。”

这个练习中的人可以被看作字面上的其他人，但他们也可以被看作隐喻意义上的小 T 创伤和小 T 创伤产生的感觉，如内疚。我们无法改变发生在我们身上的事情，但我们可以选择接纳这些体验，并努力应对相关的感受。对凯莉来说，艺术馆里那些不顾他人感受的人，就如同她的内疚感，在某种程度上，这也是一种羞耻感，但认识到这种情绪并不必定要阻止她享受自己的成就，这样才是向前迈出的一步。因此，正是这种接纳才有可能使我们的生活真正向前迈进。因为我们这辈子确实只有一次机会。

三 A 法则的第三步：行动

对于冒充者综合征，你可以使用焦点解决技术，在当下立即着手，把内心冒充者综合征的音量调低，并使用长期方法来重建自信和明确自我价值感。

管理内心冒充者的快速提示和方法

短信小调查

我们并不总是能够对自己和自己的品质做出最正向的判断，这可能会让内心产生冒充者的感觉。因此，打开你的手机，至少找出三位你尊重和信任的人，并要求他们列出你的三个最重要的品质，以及他们为什么认为你具有这些品质。当你收到这些信息时，看看自己是否能够找到任何小 T 创伤主题——但更重要的是，享受他们给出的积极反馈！

通过姿势增强能量

社会心理学家和研究员艾米·卡迪（Amy Cuddy）的能量姿势视频走红网络，因为这种技巧非常简单，几乎可以在任何地方练习。她的理论是，我们可以通过身体语言来提高自信。她的研究发现，通过这种方法，人们不仅感觉自己能更轻松地应对这个世界，而且从生理上讲，他们的睾酮水平会上升，皮质醇水平会下降，甚至有更大的冒险欲望。因此，下一次当你需要补充能量的时候，请站起来，双脚稳稳地站在地上，双手放在臀部，双眼朝前平视。你可以私下里练习两分钟（如果需要，可以在洗手间进行），也可以在重要的会议上采取类似的姿势，通过伸展身体来占据更多的空间，让你的四肢伸展开，从而获得信心。你可能会发现，在你眼中有些人的身体语言充满能量和自信，你也可以模仿他们。

自我教练，而不是自我批评

批判性的内在叙事是冒充者综合征的一个警告信号，这往往源于小T创伤。然而，我们可以用自我教练来取代这种自我批评的声音。当我们想到教练的时候，不要把他当成安抚并呵护我们的人，而是一个根据我们的特长来激励我们的人。因此，下次，当“你不知道你在这里做什么——你根本无法胜任！”这样的想法在你的脑海中浮现时，用教练的吼叫将其扼杀在摇篮里：“你在这里大有作为，你完全能胜任！”最后告诉自己：“我可以的！”

处理轻度冒犯

尽管我们可能渴望一个不存在轻度冒犯的世界，但现实是，我们都具有隐性偏见，这意味着我们离这样的乌托邦还有相当长的路要走。即使这些是社会性的小T创伤，但当它们发生时，我们仍然有方法来管理它们，从而限制它们对你的影响。专家建议使不可见变得可见。通常情况下，当轻度冒犯发生时，人们并没有完全意识到自己参与了这样的行为——他们很少有歧视性的意图，但造成的影响与任何其他形式的偏见或歧视一样，所以使其暴露出来是有益的。除非其他人觉知到自己的行为，否则他们不太可能改变，所以消除轻度冒犯对所有人都有好处。这通常被称为轻度干预，基于前述轻度冒犯的言语，采取以下轻度干预的例子：

对于**“但是你看起来还是不错的呀！”**你可以这样说：“我知道你只是想对我友善一些，想赞美我，但这让我觉得自己因为有慢性病而遭到否定。请你以后不要这样说，直接问我感觉如何即可。”

对于**“考虑到你的背景，你不是做得很好吗？”**，要求对方澄清，例如问：“你这么说是什么意思？”

当被问到：**“是的，但你原本来自哪里？”**你可以向对方分享你的观察和思考，以此揭示你自己；例如：“我注意到你对我的背景做了一个假设——我以前也是这样对别人的，但我知道这可能是无礼的，而且，这是基于隐性偏见形成的刻板印象。”

对于**“哦，尽管你条件不行，但会做这么多事情，这太棒了”**。针对对方的价值观进行回应，例如：“我知道你实际上很注重包容度，但当你用‘尽管你条件不行’这种限定性的说法会削弱你的包容力。”

对于**“你丈夫在家吗？”**有必要进行直接的回应，例如：“你这样问不合适。”

对于**“我从不拿肤色来说事”**。你可以转述他的话来进行回应：“我想你刚才说过你没有种族歧视，对吗？”

然而，如果你在工作场所等特定环境中经常受到轻度冒犯，请寻求帮助，并向合适的人（例如部门经理）汇报。

克服冒充者综合征的长期解决方案

跃入反馈

患有冒充者综合征的人往往在工作中表现得非常出色，因为他们不断地努力向自己证明，他们配得上自己的职位。然而，由于他们技术高超，训练有素，往往是各自领域的专家，所以很少收到他人的反馈，因为同事和经理认为他们不需要反馈——这就回到了本章开头所述的信号搜索类型，极力想从他人的面部表情和其他非语言沟通中确定反馈。要克服这一点需要信仰的飞跃，因为内心的冒充者会试图阻止这样的现实检查，例如："你不能问 ×× 他们怎么想，因为这样他们就会知道你一直在装模作样！"如果你的内心确实产生过这样的想法，请回到第 4 章，使用 ASK 技巧，然后安排时间，与同事或外部导师谈谈你的这种表现。导师是一个很好的选择，因为他们的作用是提供建设性的反馈和鼓励，同时允许你以一种无拘无束的方式，分享冒充者综合征和自我怀疑的感觉。即使你处于职业阶梯的顶端，与自己职位匹配的导师或高管教练也可以发挥这种作用。根据我的心理辅导经验，通常是那些处于顶端的人最强烈地体验到冒充者综合征，他们能从这种支持中受益匪浅，因为一个客观的倾听者可以帮助每个人将现实与不安全感分开——我们都需要不时地根据现实情况进行检查。

按照 SMART 模式思考

冒充者综合征的一个特点是对自己怀有不切实际的高期望，所以处理此问题的积极方式是设立现实的、具体的和可操作的期望——如果你愿意的话，也可以说是目标。当我们的目标模糊、不精确的时候，就没有真正的方法来衡量进展，也不知道我们是否或何时完成重要阶段。因此，为了让内心的冒充者安静下来，当涉及职业或其他可能目标时，要考虑按照 SMART 模式思考：

> 制定一个**具体（Specific）**的目标。把事业的巅峰作为自己的目标，这是一个模糊的目标，与其这样，不如考虑一个你能明确定义的目标。这个目标可以是与工作有关的持续职业发展（CPD）资格，或者是完成一定的工作量，比如找到一位导师来帮助你完成前述快速提示。
>
> 考虑自己将要如何**量化（Measure）**该项职业目标。因为你的目标是具体的，它也应该是容易量化的。较之努力成为精英中的精英，完成 CPD 课程或找到自己的导师更容易被客观量化。
>
> 确保自己的目标是**可以实现的（Achievable）**。通过

SMART 模式实现目标的好处是，一旦你定义了一个明确的目标，就更容易确定它是否真的可以实现。你有时间参加此项 CPD 培训吗？你知道在哪里可以找到导师吗？确保它是可以实现的之后，你就可以建立自信，从而消除冒充者综合征。

问问自己这个目标是否**有意义（Relevant）**。这可能听起来很好，但也许你不需要这种类型的 CPD！选择一个能帮助你成长的目标。

最后确定你的**时间线（Timeline）**。你想什么时候实现这个目标？给自己一个合理而务实的最后期限。

由于冒充者综合征的本质就是让你最小化自己的成就，最大化自己的失误，所以，记录你的进展和成绩是有益的。创建一个文件，并给它起一个充满能量、鼓舞人心的名称——我给它起的名字是“你很棒”（YOU ROCK）！最重要的是，每次取得成绩的时候，都要庆祝，如果可能的话，和你所爱的人一起庆祝，练习优雅地接受赞美——这在开始的时候可能很难，但一旦内心的冒充者开始逃遁，你就会变得更加自在。

如果有能力，就教导他人

冒充者综合征让我们觉得配不上自己的成就，但它也会淡化我们在取得成绩之前走过的路和承受过的挑战。然而，通过与他人分享我们的经历，我们可以提醒自己，我们确实配得上自己的成就，同时我们也可以激励更多的人。因此，考虑一下把你的经历分享给那些行进在相似道路上的人，并让自己从学习者的角度来思考。

如果在主持会议或做报告时，你感到紧张，这是一个很好的技巧，因为它将焦点从“你”转移到“他们”。当人们对自己的经历更加开放和诚实时，通常会从别人那里获得非常多的反馈，并且往往会很惊讶地发现，很多人也声称具有同样的冒充者体验。这并不是说你必须巨细无靡地分享你的小 T 创伤，你只需要根据相关场景，分享你故事中有意义的部分。

梅格博士的日志提示：自信

1. 你觉得接受什么样的赞美最具有挑战性？
2. 无条件地信任自己意味着什么？
3. 你明天希望拥有什么样的心情？

第 6 章的关键小 T 创伤信息

冒充者综合征虽然常见，但往往是由连续的小 T 创伤引起的。然而，任何人都可能有过害怕“被人发现”的经历，因为我们周围有无数的参照点，所以我们天生具有一种向上比较倾向。知道如何处理轻度冒犯，并把注意力重新放在你的进步上，而不是与他人比较，可以帮助克服与这个小 T 创伤主题相关的困难。

第7章

因进食而苦恼

在本章中，我们将探讨：

- 如何识别情绪性进食
- 为何食物不仅是养料，还是奖励、惩罚和炼狱
- 重要的不是你吃什么——而是你为什么吃
- 如何练习保持正念，对自己慈悲，从而克服暴饮暴食
- 我们如何尝试通过行为来改变我们的身份

过度进食或进食不足是另一个我经常看到的小 T 创伤主题，但它往往遭到误解。我们经常称其为“情绪性进食”，并将其视为消耗我们负面情绪的一种方式——我们很容易想起失恋的布里奇特·琼斯（Bridget Jones）通过狂吃冰激凌来消愁——但这只是我本章所谈饮食小 T 创伤的一个特征。当我们需要安抚时，确实会过度进食，因此它也被称为安慰性进食，但当我们感到压力、无聊甚至兴奋时，我们也会过度进食！这种现象很常见，原因有很多，有些是因为小 T 创伤，但有些是因为我们天生的生理机能，它驱使我们寻找高能量食物，现代的许多诱惑也会

让我们的食欲大增。此外，社会令人们注重管理身材也会使人进食不足。但我离题了……让我们回到第 1 章中莫的故事。他从小就充当弟弟范安的保护者，当他的医生警告他，如果他的饮食习惯不改变，他将面临一系列健康问题时，他就来找我 。然而，照顾弟弟范安带来的压力并不是莫将食物作为缓解方式的唯一原因。他接着更详细地解释了自己的家庭和社会背景：

> 我是三个孩子中最大的一个，范安处在中间，米拉（Meera）是家里最小的宝贝。妈妈是个大方的喂食者（笑），她总会为孩子们提供第二份和第三份食物——但不会对米拉这样。我当时为米拉感到难过，因为在谈到米拉和食物时，妈妈似乎像一只鹰，她会反复地告诉她："如果你变胖了，就永远找不到丈夫了！"现在听起来，这句话很过时，但在那时，这似乎很正常——男孩和男人一直是想吃多少就吃多少。如果你拒绝妈妈的食物，那可能是对她最严重的侮辱！
>
> 所以，是的，我知道我觉得食物具有抚慰功能，这并不是什么大发现（笑）。如果我只是吃蔬菜沙拉，我就不会有肥胖症了（笑）。但我不知道现在该怎么办。我已经尝试了我能想到的所有方法——偷偷地，因为你知道，我是男人，如果我的伙伴们知道，会狠狠地嘲笑我

的——低碳水化合物和生酮饮食让事情变得更糟，因为这使我臭气熏天，我可以向你保证，和我约会过的人肯定不会再想见我（笑）。我尝试了各种节食方法，包括16∶8间歇性断食和5∶2轻断食，但是我的体重很快又会增加。我想现在我必须接受自己是个胖子，但我有孩子，我不想在50岁之前因心脏病发作而倒下。

的确，在这一点上，莫面对的风险很大，他并不缺乏改变的决心，但他肯定还没有找到应对的办法。

小T创伤进食到底是什么?

小T创伤进食不仅指在分手后狼吞虎咽地吃一罐冰激凌，它还可以与许多小T创伤有关。与其他所有小T创伤主题一样，它更容易从你的行为模式中识别出来，这里的关键是在你身体不饿的时候进食。看看这些饮食习惯中是否有你熟悉的——如果其中有许多触动了你的神经，你现在很可能具有某种形式的小T创伤进食。

- 吃到不舒服或痛苦的程度。
- 一直不进食，直到觉得自己快要饿晕了，因为你已经很多小时/一整天没有吃东西了。

- 像僵尸一样进食，突然惊奇地发现食物已经吃完——食物像是突然蒸发掉了一样。
- 快速进食——你迅速地吃完饭，比泡一杯茶花的时间更短！
- 在进行其他活动（例如打电话、走路、开车、在电脑前工作等）的时候进食。
- 当有人提供食物时，发现自己很难拒绝。
- 在别人进食的时候也会进食，即使你不饿。
- 没有零食就很难观看电视节目或看电影。
- 除非把所有食物都吃完，否则你不会知道自己是否真正吃饱。
- 感觉无论饥饿程度如何，你都必须在一天中的固定时间进食。
- 或者倾向于随便拿点什么来吃，通常是方便食品，因为你不太考虑自己的能量需求。
- 当应激反应被触发时，你就会进食，无论是由于当下的应激源，还是对未来的担忧，或对过去的反刍（见第 4 章）。
- 进食只是为了打发时间或缓解无聊。

- 通过进食来逃避悲伤、内疚、孤独等不愉快情绪体验（见第 3 章）。
- 在产生失控感觉的时候进食，这些感觉包括沮丧、愤怒、忌妒、烦躁等。

我们在有些时候会因为身体饥饿以外的原因进食，但如果是因为小 T 创伤背景的出现，并导致体重显著增加或减少，那么就应该尝试三 A 法则，与食物建立更好的关系。

三 A 法则的第一步：觉知

在考虑小 T 创伤进食时，重要的是要考虑它出现的背景。食物（或者更确切地说进食）不仅是一种生存手段，还可以与爱、舒适和安全联系在一起，尤其是当人们从主要的养育者身上获得这些情绪时。可以理解的是，莫对家人具有很强的保护欲，并具有某种程度的防御性，因此，通过分析发现，将食物与舒适和爱的感觉混在一起很常见，这样我们就能够从责备转向理解的角度。揭示小 T 创伤的目的不是指责错误，而是将当前问题与我们的生活经历联系起来。实际上，在莫的案例中，他将食物和进食的行为与母亲在餐桌上展现出的耐心和温暖，以及由此带来的抚慰效果联系在一起，在学校紧张了一天之后，他可以放松一下。一直盯着弟弟，照顾他，这是很辛苦的事情，尤其是在他那么小的时候。

作为爱的食物

在成长过程中，作为孩子，我们将这样的照顾与食物联系起来，从而将安全感与饮食行为交织在一起。我告诉莫，研究表明，女性在家庭聚餐时往往吃得更少，这反映了家庭中的相对权力动态，男性比女性获得更多的滋养。因此，为家庭提供和分配食物不仅可以看作爱的表现，而且也是社会角色的反映。对此，莫颇为意外——他以前总觉得，与家里的男孩子相比，妹妹受到了不同的待遇，这让他感到极度的不安和尴尬。他后来告诉我，知道这种模式也发生在其他家庭——事实上很多家庭都是如此——这大大地减轻了他心中的负担。莫开始释放自己被压抑的一些情绪，从研究中，我们知道，识别、调节和表达情绪的能力，可以减少我们通过进食来消耗它们的倾向。

在觉知阶段，信息就是力量

为了帮助莫进一步了解情绪如何影响他的进食行为，我让他完成了一份食物和情绪日记。这是一个非常简单的练习，我对所有的小 T 创伤当事人都使用过。你不仅要写下自己吃下的所有食物，还要写下自己做了什么，和谁在一起，以及在进食前和进食后的感受。你可以使用莫下述日记摘录作为模板，以此提醒自己记下能提高觉知的重要信息。请尽可能诚实地记录——你不需要将日记给任何人看。许多具有小 T 创伤进食问题的人已经形成了一种无意识的、几乎是僵尸般的进食模式，当他们以这种方式记录进食的情况时，可能会感到非常震惊。在此要有善意和慈悲心；这是迈向更自由生活的勇敢一步，但这个过程可能会触发一些深层次的感受。至少坚持记录一个星期（包括周末）的日记，因为在不同的日子里，你的饮食行为可能会有所不同。

莫完成了两个星期的日记，这很有帮助，因为这使我们能够更清楚地了解他的感受、小 T 创伤的触发因素和进食行为之间的关系。表 7.1 是他日记的一个缩影，准确地表明了一天中最能说明问题的方面。在这一天中，莫的进食行为并不特别过量，因此他辩称，自己体重增加是由于无法控制——“我真的不比别人吃得多，所以这一定是我的基因造成的。”不过，到了聚餐的时候，他的小 T 创伤进食就成了人们关注的焦点。他承认，与家人在一起的时候，他几乎不可能拒绝任何食物——在亲人面前不停吃东西让他感觉很轻松。

表 7.1　美食心情日记（1 月 3 日）

时间	所做事项、地点和谁在一起	进食前后的饥饿程度	食物 / 饮料	感受 / 情绪	进食后的感受 / 情绪
19：30	与全家一起吃饭——妈妈、哥哥、姐姐和她的家人在餐馆吃饭	进食前：7 进食后：3	分吃比萨，开胃菜包括：大蒜面包和马苏里拉芝士条，甜点：巧克力蛋糕	工作了漫长的一周后，见到家人很兴奋	开心，有点累
23：41	独自在家，家人都在休息	进食前：4 进食后：3	巧克力块、茶、饼干	没什么感受，心不在焉	情绪低落，因为已经吃了布丁还吃这些而感到内疚

由于莫现在有了自己的家庭，他认为自己不仅是保护者，也是供养者。他说，能够给所有人提供分量充足的食物让他感觉很好。莫不想告诉大家自己需要减肥——他不想让家人担心，因为他们都把他看成坚强的人，所以尽管他在吃饭前并不特别饿，还是要一直吃到身体不舒服为止。当我们探讨他日记中的感受部分时，莫很容易发现，在生活中，他把自己定位为大家的照顾者和保护者，这是早年当范安在学校遭受霸凌时，他为了保护范安所习得的模式。这种身份认同已经成为他的核心，他觉得自己永远不能表现出任何弱点，也不能向最亲近的人寻求支持。当然，他不可能全天候维持这样的角色，压力几乎让他无法承受。但在一天结束时，通过吃巧克力缓解了这种压力……至少在当下是这样。

食物能抗抑郁吗?

某些非常适口的食物，如巧克力，可以增进大脑中“感觉良好”的神经递质，如血清素。这对我们的情绪有直接影响——一些研究人员甚至说，巧克力可以作为抗抑郁药。其他含有大量糖分的食物和饮料（包括水果冰沙等“健康”饮料，因为它们含有高浓度的果糖）会提高警觉性，也能导致过度兴奋。这通常会导致情绪崩溃，因为身体试图恢复平衡感。

作为奖励的食物

莫的小 T 创伤进食显然是围绕着他与家人的关系展开的——但食物不仅可以表达爱，还可以成为生活中的奖励。我们通过经验了解到哪些行为与奖励有关，哪些行为与惩罚有关。这类似于我们分析应激反应，以及在与最初应激事件类似的情况下，这种反应如何自动发生，但奖励和惩罚在心理学上被视为通过代理产生的心理关联。换句话说，这样的心理关联是我们通过他人对待我们的方式产生的，而不是从我们固有的生存反应中学习而来。这种现象的专业术语是“操作性条件反射”

或“联想性学习”。在这种情况下，我们的感受、思想和行为会通过表扬、获得奖励或其他积极的体验得到加强。负面的经历也是以惩罚和指责的形式出现的联想性学习的一部分，它们塑造了我们对世界的理解，以及我们融入这个世界的方式。如果不分青红皂白地实施惩罚，惩罚本身就会产生小 T 创伤，但即使是奖励也会加强小 T 创伤的进食模式，人们会因此经常性地摄取食物，因为食物能产生直接愉快的效果。

在莫的童年和青春期，食物确实被用来作为奖励，用来奖励他能想到的任何良好行为——尤其是当他做一个“好孩子”，保护他的弟弟，并遵守所处环境中的社会规范时。同样，这种事情非常常见——我清楚地记得，在看医生、无聊的家庭活动和教堂聚会时，如果我表现良好，就有人给我糖果或冰激凌。父母的工作非常繁忙辛苦，因此，通常情况下都是用食物进行奖励，食物成为改变行为最快、最有效的方法！

但是与获得一颗闪亮星星的奖励不同的是，进食能激活我们大脑中的“奖励系统”。无论是个人行为还是种群行为，只要能增加生存机会，都会触发我们的奖励系统。当大脑中的一组特定结构响应神经递质多巴胺而被激活时，奖励系统就会发挥作用。多巴胺让我们感觉良好……所以任何触发多巴胺通路释放的东西，都会让我们觉得获得了奖励。奖励系统会影响我们的行为，因为它本身就会驱使我们采取释放多巴胺的行动——

也就是说，我们想再次做同样的事情以获得愉悦的感觉。因此，通过成为“好孩子”，莫知道自己会获得奖励，这种奖励主要是美味的食物，这会触发他大脑的奖励系统，从而让他不仅在小时候，而且在成年后都继续保持这样的行为。然而，一直照顾大家是一个沉重的负担，所以当莫来找我的时候，他已经因为进食过量，严重地损害了自己的健康和幸福。

三 A 法则的第二步：接纳

进食的原因在于我们自己

到了青春期，莫已经将自己的角色完全内化了，不仅要保护弟弟，还要保护他生命中关心的每一个人。赞美、爱、价值和食物成为对他的奖励，形成了一种正面的强化，以至于即使小 T 创伤进食对他产生了负面影响，以高血压、胆固醇和糖尿病征兆的形式出现时，莫仍无法发现饮食行为和自我感觉之间的区别。他就是自己进食的原因——要将此作为改变的起点。三 A 法则的第二步，需要依靠非常慈悲地对待自己。接下来一个针对小 T 创伤进食的练习，可以用来分离你自我身份中的无用部分。

练习：对自己散播慈悲的正念练习

莫一直在努力接纳，他在许多方面都很难过，包括让家人失望、不够坚强，当然还有他的体重，所以我建议他采用对自己散播慈悲的正念练习。在许多方面，正念源于佛教传统中的冥想，在这里我们专注于“慈”（metta），它意味着柏拉图式的爱、仁慈、善意、仁爱、和平与和谐，但是有一点不同，所以请大家继续阅读下去。

- 像往常一样，先通过横膈膜做几次深呼吸，使你的身心都安静下来。
- 接下来，将内心调整到身体的感觉上，以此觉知自身的存在。最简单的方法是从呼吸开始——你只需要觉知吸气和呼气的感觉，并带着好奇和开放的心态去探索这种感觉。然后扫描你的身体，看看是否有其他诸如紧张、紧绷或沉重的感觉。
- 现在，忆念你非常在乎的某个人。将内心的慈、悲、爱、温暖、善意聚集在一起，让这些感受笼罩在自己的周围，想象你正在温柔地拥抱这个你非常在乎的人。
- 接下来，将你的思想专注在以下陈述上：

愿 _____（添加姓名）在人生旅程中感受到快乐和自由。

愿 _____ 在生活中体验平静、和谐和安详。

愿 _____ 相信自己内心的力量，能够应对生活中的各种挑战。

愿 _____ 的痛苦不断减少，直至完全消失。

- 然后重新关注你的身体感觉。你现在感觉如何？你的身体有什么样的感受？也许你的呼吸变慢了，或者背部的紧张感消失了。也许你觉得更轻松、更清爽。你甚至可能露出了微笑，或者在心中浮现出笑意。
- 接下来，把你的注意力拉回来，放到你忆念这个人时眼前所浮现的画面上。你能因看到对方在微笑，感到欢喜自在吗？同样地，你要带着非评判性的好奇心观察这幅画面。
- 现在，惊喜来了。把你所爱之人的形象挪开，把自己放在这个相框里。把上面的祝愿对象替换成你自己：

愿我在人生旅程中感受到快乐和自由。

愿我在生活中体验平静、和谐和安详。

愿我相信自己内心的力量，能够应对生活中的各种挑战。

愿我的痛苦不断减少，直至完全消失。

- 最后，让注意力重新回到呼吸上，准备结束本次练习。专注于吸气的感觉，在结束练习之前，缓慢而平稳地呼出气息。

虽然在开始时，这样的练习会让人感到不舒服，但是它是对自己散播慈悲的必胜技巧。当我们让莫对自己散播慈悲的时候，他相当恼火，因为他根本不习惯考虑自己，更不用说对自己展现爱意和温柔了！但是，他还是坚持了下来，一开始是为了家人着想，但随着时间的推移，他的姿势、眼神交流和整个人都发生了变化，很明显，莫在三A法则的第二步中渐入佳境。

构建你的身份认同

研究人员阿曼达·布劳威尔（Amanda Brouwer）和凯蒂·莫萨克（Katie Mosack）进行了一项有趣的研究，向我们展示了另一种解决小T创伤进食主题的方法：通过对内心对话的微调来修正我们的身份认同感。该研究旨在测试在健康的意向后面加上“者”的后缀，是否会对人们的行为产生积极影响。其中一组志愿者被要求根据自身的健康目标列出一份身份认同清单——例如，如果目标是吃更多水果，就成为“吃水果者”，如果目标是加强锻炼，就成为“锻炼者”，等等。通过添加“者”的后缀，在实现自身制定的目标时，参与者都成为积极的“行动者”。结果，在调整身份认同后的一个月里，与只得到标准营养建议的对照组相比，“行动者”会更频繁地进食健康食品，并增加了其他与目标相关的行为。

管理自我对话，然后将这个新脚本传达给他人，这是转换身份认同的另一个强大工具。这并不单纯是“弄假成真”，因为我们的自我信念会驱动我们的行为。然而，第一次尝试新的身份时，你可能会感到紧张——这是可以理解的——因此，在三 A 法则的行动阶段，通过行为实验进行准备和试探，会有所帮助。

三 A 法则的第三步：行动

以焦点解决策略战胜渴望的短期方法

食欲会让人感觉难以抗拒，但它们是短暂的，通常只持续几分钟——这就是为什么转移注意力可以成为一个有效的短期方法，用来改变饮食模式。虽然转移注意力有时被视为处理生活挑战的不健康方式，但当涉及欲望时，这是一个很好的策略，因为转移注意力能消磨时间，缓解渴望进食的冲动。以下是一些简明扼要的方法，我们可以有效地利用这些方法转移注意力，直到想吃零食的冲动消失。

通过游戏来消除进食欲望

这次我倒是建议你拿出智能手机，玩一些具有智力挑战的游戏，如猜字游戏或俄罗斯方块，这可以将你的注意力和认知资源从食物中转移出来。当然，你也可以复古一点，在纸上进行填字游戏，只要你觉得适合就行！

咬紧牙关，依靠自身意志力

研究表明，紧绷或收紧肌肉群可以增强你的意志力，帮助克服美食的诱惑，提高身体对疼痛的耐受力，使你更容易吞下令人生厌的药物，并专注于让你厌恶的信息。当你真正想对饮食模式做出可持续的、长期的改变时，这种形式的具身认知[①]（embodied cognition）尤其有帮助。所以，下次当你感到饥饿时，握紧拳头，展现你内在的强大意志力！

按下心理遥控器的暂停键

不知不觉地机械进食，是小T创伤进食主题的常见症状，但我们可以使用心理遥控器重新控制放入口中的食物。这是一个非常有趣的技巧，你可以随意使用。准备一下，想象你的大脑中有一个遥控器——想想它的形状，想象上面的按钮，包括暂停、播放、快进和倒退。然后，下次你想吃东西，发现自己

---

① 具身认知：也称“具体化”，是心理学中一个新兴的研究领域。该理论主要指生理体验和心理状态之间有着强烈的联系。——编者注

伸手去拿可口的零食时：

在心理上按下内部遥控器的暂停键，并停止你在现实生活中的画面——换句话说，停止你正在做的事情。

耗费一些时间，从自身走出来，想象你是这个场景的观察者。

接下来，在内心按下“播放”键，看看第一幕是如何进行的——从上方向下看着自己吃巧克力，想象这是什么感觉。也许会有短暂的满足感，但接下来呢？

深吸一口气，把这个场景快进到你被这种渴望征服之后的某个时间，也许是一个小时左右。

你现在正播放内心电影的第二幕。此时，问问你自己：我感觉如何？你对自己失望了吗？感到沮丧，经历了自我厌恶或内疚吗？诚实地告诉自己，在这种进食行为之后，你通常会有什么感觉。这些情绪可能很强烈，但尽量不要推开它们，因为它们可以帮助你。

既然你已经看到了未来，按下遥控器上的“后退”键，让自己回到现在。重播第一幕，但这次不要屈服于欲望。相反，你要评估自己是否真的饿了，或者你是否要陷入小T创伤进食，记住，这种对食物的渴望在几分钟内就会消失。

再问问你自己：我感觉如何？你可能会感到有力量，具有掌控感，感到踏实？

最后，轮到你真正地按下“播放”键，有意识地决定你在现实生活中将要采取的动作。你现在就真正具有了改变第三幕的能力，让自己具有最后的发言权。

这个练习能够有意识地把我们的思想、感受和行为带回自己的觉知中，重新控制我们的行动，这将影响我们的整个生活。因此，你不仅可以用这种遥控器技术来克服僵尸式的无意识饮食，还可以改变那些不再适合你的日常习惯。

克服情绪性进食的长期行动

因为饮食是我们社交世界中不可忽视的一部分，并与我们对他人的认同感交织在一起，我们经常会害怕在朋友、家人或其他人面前改变自己的饮食方式。担心被嘲笑、羞辱，担心冒犯自己所爱的人，或者仅仅是想避免解释，这些都是做出改变的有形障碍。然而，这些担忧并不像我们想象的那么糟糕——所以，要挑战这些我们所认为的障碍，最好的办法就是尝试行为实验。

通过行为实验尝试自己的新身份

对莫来说，最大的挑战是在家人面前改变自己的饮食模式——他不想让家人担心他的健康，因为他负责养家糊口，是家里的顶梁柱。他也不想因为拒绝食物而让妈妈不高兴，这些担忧成为他克服小 T 创伤进食的重要心理障碍——这也是重要的部分，莫预测家人会出现这样的反应。但是，他没有任何直接经验，不知道如果拒绝甜点会发生什么，因为他还没有在聚餐时拒绝过布丁。我经常碰到类似的场景，毫无疑问，我不得不鼓励自己进行行为实验，以测试我的假设，看看情况会如何发展，我自己和他人会如何反应。我看到的一些最常见的问题，与拒绝和建立健康的边界有关——例如，有些人因为具有讨好别人的性格倾向而感到不知所措，他们担心一旦说“不”，就会失去社会关系和自己的角色。对有些人来说，喝酒也是一个常见的难题，人们担心不喝酒就没有乐趣，或者担心如果没有酒精的滋润，聚会上的交流就会变得无聊、焦虑或乏味。行为实验是我最喜欢的练习之一，因此，我们和莫一起制订计划，以测试他的假设，你也可以按照以下步骤自己进行练习：

首先，拿出一张纸，把它分成五列——在纸上记录很有用，因为用笔书写的行为有助于阐明信念。拥有一份实体记录也很有用，因为在这次练习中，我们是实验科学家！莫想要测试的情况见表 7.2。

现在，第一列记录你的实验情况——这是一个培养皿，你将在其中测试你的预测。

第二列是你的预测，即你认为情况会如何发展。记下你认为自己可能会面临的困难：来自谁？将以何种方式出现？

现在你设定了实验条件和预测，考虑一下，你还可以用什么资源来处理可能发生的困难。这一点很重要，因为我们不希望你在没有救生衣的情况下跳进大海！

其次，一旦你开始实验，反思并记录实际结果——这应该包括当天发生了什么、其他人的反应，以及这一切给你带来的感觉。

最后，总结在本次行为实验中得出的重要结论——你的预测和结果之间有差异吗？这应该成为你在本次实验中的收获，伴随你踏上新的旅程。

表 7.2

实验情况	我们去妈妈那里进行周日例行聚餐——所有人都会在那里集合，包括弟弟、妹妹和她的家人
预测	妈妈会花一上午的时间准备食物，她应该希望我像往常一样大快朵颐。如果弟弟看到我行为上发生的改变，可能会感到困惑和不安。我想妹妹也会担心，这可能会让所有人都感到不舒服

续表

资源	妻子是我最大的支持，所以在午餐前，我会告诉她我要干什么，如果我预测的情况出现，她就能支持我
结果	妈妈和其他亲人确实注意到我吃得没那么多，但令我震惊的是，他们感到很欣慰。原来他们已经在担心我的体重了，但他们认为提到这个问题会伤害我的感受。我的情绪有点起伏，可以说有点不舒服，因为我不习惯这样敞开心扉。这的确让我清楚地知道自己一直以来所承受的压力
重要结论	我不需要一直做那个坚强的人。我很坚强，但是我的家人也想帮助我。也许我不需要一直戴着这个面具

莫发现他的担心和预测最后都非常不准确。同时，经历这样的情境也让他不自在；对莫来说，在他关心和守护了这么久的家人面前，表现出脆弱的一面，绝对是一种挑战——但他发现，他以为自己在保护家人免受伤害，但这样的行为却伤害了他和家人的关系，因为这让家人无法像他实际希望的那样亲近他。

因此，这种“科学”的测试方法可以让我们看到，即使是我们认为自己非常了解的人，也可能出于同样的原因，在向我们隐藏他们的真实感受：防止对方受到我们所想象的伤害。通过这样的实验迈出第一步，这很关键，能让你和你所爱的人摆脱小 T 创伤。

梅格博士的日志提示：情绪性进食

1. 我想让食物给我带来什么好处？

2. 你还能通过什么行为来滋养自己——除了食物之外，至少找出三种选择。

3. 当……时，我才感觉到“自我”。

第7章的关键小T创伤信息

食物和进食在很多方面都与小T创伤纠缠在一起——作为一种自我安慰、奖励和身份认同的形式——这是一个小T创伤主题，通常始于人类早期。这并不奇怪，因为我们需要食物来维持生存，但在一个全天候都能非常容易地获得高能量食物的现代社会，控制我们的进食变得越来越难。因为我们的很多进食行为都是自动性的，所以建立对自身进食模式的觉知，培养接纳，并采取行动，从而重新获得对生活的掌控——这是这个小T创伤主题的关键所在。

第8章

认识爱、学习爱、得到爱

在本章中，我们将探讨：

- 不同类型的爱
- 背叛创伤
- 羡慕和忌妒
- 我们对爱的认知是如何具有破坏性的
- 重新学习爱的方法

像许多人一样，我是看着好莱坞电影和类似的纯洁童话长大的——它们大多数把真爱作为治疗一切疾病的良药。虽然看到一些刻板印象（尤其是性别规范）随着时间的推移而改变，我感到很欣慰，但以下浪漫爱情的观点一直盛行——总有一个人会理解你，并让你的人生变得完整。然而爱有很多种，因此失去的爱……

奥利维亚（Olivia）伤心欲绝——她的一段长期关系破裂了，这让她极度悲痛。但这可能不是我原本想到的那种分手——奥利维亚并不是对她的“白马王子”感到失望，她是因为友谊破裂而感到深深的失落感。以下是奥利维亚对她的爱的

小 T 创伤的看法：

提起这件事我都觉得自己很傻。我知道这不应该是一件大事，但如果你让我想一想，有什么事情让我发生了改变，就是这件事了。我就是无法释怀。

几年前，我和一位女性成了亲密的朋友——我们一起度过了很多时光，而且每天都会用 WhatsApp 互动或聊天。当时我正在尝试试管助孕，但是没有成功，这对我来说是一个全新的挑战，她给了我极大的支持。所以，这是我想不明白的事情——它对我非常重要，对我是一个巨大的冲击。我不得不调整自己，这对我的生活造成了严重破坏，但我现在感觉好多了，我找到了一些平静。我难以释怀并来找你的原因是，我把这位朋友视作真正的朋友，在我经历了这一切之后，她自己怀孕了，却没有告诉我。我是从脸书上的一篇帖子中发现的，她的另一位朋友提到了这一点——她自己没有发布怀孕或任何类似的内容。这让我崩溃，让我彻底崩溃了——不是因为她怀孕了，我为她怀孕感到高兴，而是她没有告诉我，我是通过其他方式才知道的。我无法形容这有多么痛苦，现在它仍然困扰着我——我觉得我不能再相信任何人了，我不再出去见人，不再认识新的朋友。我不能和任何人谈论这件事，因为即使我说了这些话，我想大多数人都会认为我只是怨恨和忌妒——但我向你保证，我不是，我只是觉得我以前一直和她聊天，而她却没有提起这件事。所以现在我们都不说话了。

对小 T 创伤的这种描述是典型的——我们内心深处知道某些事情影响了我们，但却忽视了这些创伤，认为它们不值得关注，不值得给予慈悲，或者觉得别人会对我们做出负面的判断和假设。正如本书一直提到的，小 T 创伤是累积的，并且经常充当多米诺骨牌—— 一个小 T 创伤可以激发一系列想法和行动，让我们在生活中无法取得进步。以奥利维亚为例，我们首先探讨了她的朋友对她隐瞒怀孕一事，是否可以视为背叛，但她自己也质疑这种指责的有效性：“我们并不是夫妻，所以她谈不上背叛我，或其他任何事情。”但爱有许多种类型，它们都会让我们心痛，进而引发背叛感。

关注小 T 创伤：背叛创伤

当我们被某人背叛时，我们会感觉脚下的地面突然崩塌——我们心中坚实的信任和安全基础被粉碎，这会对个人产生重大的影响。背叛后产生的情绪痛苦可能与身体伤害一样严重，如果处理不当，会留下持久的心理伤疤。

背叛创伤可能发生在童年时期，这是建立依恋模式的关键时期。从心理学的角度来看，如果早年的养育出现疏失，就可能导致不安全的依恋模式，使人们在以后生活中的诸多方面很难形成情感纽带。然而，背叛创伤也可能发生在童年以后的生活中，发生在浪漫关系、亲密友谊和成年的家庭中。我们通常只会想到爱人的背叛，但在其他亲密关系中，背叛带来的影响和不忠一样严重。

从这个意义上说，背叛创伤可能与许多事件有关，包括不忠、撒谎、（身体和精神上的）欺骗、八卦，或其他破坏关系纽带的行为。这是因为从进化的角度来看，我们是社会生物，要依靠所属的群体来获得安全、保障和生存能力。在这个时代，我们可能不一定需要其他人来抵御危险的野兽，但仍然和早期人类有着相同的本能。这就是为什么背叛会让人感觉难以承受，它是对生存的一种威胁。

爱的哲学与分类法

像奥利维亚一样，我们常常认为人类唯一真正重要的爱是迷人的浪漫爱情——投入某人的怀抱，并立即感觉就像在自己家里一样，那种“一颦一笑令人心醉”的感觉，那种一见钟情的感觉，那种“唯一”的感觉。但这种对爱的理解，会对我们的情感健康带来很大的损害，因为爱的连接类型有很多种。

在哲学、神学、神话和大众意识中，爱有不同的类别——一些评论家列举了四类，另一些列举了七类——所有这些都可以帮助我们理解人际关系的复杂性。在某种程度上，列出这些内容只是为了好玩，因为这些类别在心理学中并不常用，但它们是有用的社会文化信息，因为你会看到这些不同类型的爱，在电影、艺术、音乐和其他我们每天都会接触的媒体中反复出现：

厄洛斯（Eros，浪漫的爱情）——你有没有想过“坠入爱河”这个短语是从哪里来的？在希腊神话中，我们现在称为丘比特的小天使最初名为厄洛斯，他是浪漫的爱情之神。调皮大胆的丘比特用他的金箭带来了这种热烈的爱情形式——它显示出的渴望如此炽热，被视为一种疯狂，在海伦（Helen）和帕里斯（Paris）的著名爱情故事中，特洛伊城因此而陷落。所以，当被爱箭射中时，这种非理性的欲望和想要占有他人的欲望，也会导致我们的沦陷。

菲利亚（Philia，友谊）——这是一种以友谊为基础的爱，致力让另一人过上最美好的生活。这种形式的共同善意是公平的，建立在信任和友谊的基础上。菲利亚可以是性关系或柏拉图式关系的一部分。我们经常认为，在浪漫的爱神出现之后，才会产生这种陪伴之爱，但这种爱也可以先出现，并提升自我觉知、真诚度和洞察力。人们认为，这种真正的友谊可以构建出真正的社交支持形式，从而保护人们的身心健康。

斯托奇（Storge，家庭之爱）——发音为“store jay”，这种爱是关于家庭的，是父母对子女无条件的爱。斯托奇与菲利亚的相似之处在于，施与者只想为接受者提供好的东西，但这是不对称的，因为儿童天生以自我为中心，无法对这种关爱作出回报。这种爱对于物种的生存至关重要，因为婴儿和儿童需要受到关爱和照顾，即使他们的行为在其他动态关系中可能是不可接受的。

阿加佩（Agape，对世界的爱）——这是普遍的爱，例如对人类、自然界的爱，或对神的宗教之爱。阿加佩的核心特征是利他主义，帮助他人而不期望任何回报，因此它被视为一种无私的爱。

我发现这些爱的类型，有助于我们摆脱爱是针对“唯一之人”的观念。事实上，我们一生中都有很多“唯一之人”，这意味着我们不必屈服于好莱坞式的压力，非得寻找我们的王子（或公主——有趣的是，目前还没有一个中间性别的版本！），觉得他会神奇地让我们的生活变得美好。

关注小 T 创伤：有毒的友谊

就像浪漫关系和家庭关系一样，友谊也可能是有毒的——但较之有毒的伴侣关系，我们通常很少讨论有毒的友谊，这就是为什么它是一个警示性小 T 创伤。并不是所有的友谊都因为有毒而结束，所以有时很难判断友谊关系是否已经恶化，尤其是当关系恶化是在很长一段时间内慢慢发生的时候。这里有一些关键的信号——如果你愿意，也可以将之视作危险信号——表明你的友谊可能已经变得不健康了：

- 虽然你的朋友知道你很珍惜自己的信仰和价值观，但他们还是贬低你的信仰和价值观。
- 你的朋友跨越了你的个人边界，导致你出现背叛创伤。
- 你开始觉得你的朋友在评判你——你开始发现，他对你的外表或穿着、你的其他人际关系或工作，甚至是你几乎没有注意到的细节，进行恶毒的评论。

- 当你发现他们的言行令人不安、破坏你的感受和生活体验时，他们会指责你“过度敏感”。
- 你开始感到朋友对你的贬低或羞辱，尤其是在其他人面前或在社交媒体上。
- 当你说话时，你觉得自己没有被倾听，或者发现你的朋友明显对谈话感到厌倦，这导致你不想说话。
- 你觉得这种友谊非常单向，只有你自己在持续跟进。
- 对方很敷衍：意思是这位朋友通过敷衍的方式，让你继续这段关系——例如，偶尔的短信、电话或见面——这让你感到困惑和失望，因为这并不足以保持牢固的关系。

有毒的友谊会耗尽你的自尊、自信和情绪能量，所以有必要识别出生活中这些破坏性的关系，并在适当的时候远离（参见本章后述的行动部分）。友谊应该充满活力并抚慰人心，而不是耗尽你的生命力。

当奥利维亚和我着手分析她的友谊时，发现的唯一问题是敷衍的问题。这是一个有趣的问题，因为双方不对等的接触亮出的可能是一面粉红旗帜，而不是鲜红的旗帜。粉红旗帜就像预警信号，例如，当汽车油箱里的燃油快耗尽了，警示灯亮了，但你知道，你还剩下大约四分之一的燃油，足以让你开到加油站。关系中亮出了粉红旗帜，可能是这段关系有毒的迹象，但也不一定如此，你需要进行探索，才能进行确定——就像汽车油表读数很低，你不能掉以轻心。在对方很敷衍的情况下，缺乏沟通和联系，可能是由其他因素造成的，因此需要反复进行检查（我们将在本章后述部分进行讨论）。

现在，我们可以将此作为一个重要的起点，来解开奥利维亚特有的小 T 创伤集群。对每个人来说，这些小 T 创伤都是不同的，即使是兄弟姐妹、密友或我们最认同的人。因此，为了获得一些线索，我们从三 A 法则中的第一步觉知开始，以揭示奥利维亚爱人的方式。

三 A 法则的第一步：觉知

虽然并不是所有的小 T 创伤都源自早期生活，但在被人养育的过程中，我们形成了自己的体验，而爱是与这些体验具有内在联系的一个领域。因此，反思这个有大量研究支持的领域是很有价值的：依恋模式。

依恋就是一切

在幼年时代，为了我们的生存，我们绝对需要他人来照顾。与其他哺乳动物不同，我们无法在出生后一小时内就独立行走或立即进食，所以这人生阶段的第一种关系为我们感知世界奠定了基础。在我们的早期生活中，养育者对我们的回应方式塑造了所谓的“依恋模式”。我们从小就形成了不同类型的依恋模式，它们会影响我们对自己和他人的感觉，也会影响我们的行为。作为一名未成年人，我们从自己的养育者那里学习人际关系和各种概念，例如信任、安全和探索世界的信心——我们的养育者通常是母亲，但父亲、祖父母和其他成年人也可以充当这个角色。这种依恋模式的形成，得益于身体接触和亲密荷尔蒙（催产素），它们具有抚慰的作用。四种主要的依恋模式如下：

安全型依恋：这种依恋给人提供了一种内在的信念，即他人会做出回应和回报，这意味着世界通常是一个安全的地方。这样的成人关系往往是信任和持久的，在所有类型的爱中，人们总能分享真实的感受，因此这样的安全基础包容人的脆弱性。安全型依恋的人也发现，在需要时寻求支持相对容易，并且已经形成了适应性的应对机制。

矛盾型依恋：这种依恋是因为没有体验到连续稳定的关爱，有时候，养育者对他的需求很敏感，而在其他时候，则没有给予安慰和关注。矛盾型依恋会导致个人极度黏人或缺乏自信，伴随着潜在的焦虑，担心伴侣（有时是朋友）并没有真正关心自己。怀有这种恐惧的人会对与他人建立联系持谨慎态度，如果这种联系建立起来后又破裂，那么分手的痛苦可能是压倒性的。

回避型依恋：这种人的关爱需求没有得到适当的满足，因此并不期待别人作出感情上的回应和回报。具有这种依恋类型的成年人，可能会在亲近感和亲密感方面出现问题，并且发现自己很难公开表达对所爱之人的感受。回避型依恋也可能导致此类人对建立社交和关爱纽带的兴趣不大，这样的人可能对他人显得冷漠。

混乱型依恋：这种依恋可能来自不稳定的养育环境，在侵扰式养育和被动式养育之间变换，这会令他感到不安。这种依恋模式不太常见，可能表现为回避型依恋和矛盾型依恋的结合，反映了早年经历的爱的体验——既体现出黏人，又体现出冷漠。

我们依恋模式的形成因素包括小时候是否受到养育者很好的照顾，但许多其他影响因素也发挥了作用——婴儿自身的性格和特征可能会影响依恋模式，因此，重要的是要记住，这个过程反映的是儿童和养育者之间的互动。这就解释了为什么同一个家庭中，不同的孩子会有完全不同的依恋模式。所以，我们不要把自己的依恋模式完全归咎于父母！正如我们在这本书中所看到的，理解和觉知通常是比指责更有帮助的策略。家庭状况（包括家庭中的重大生活事件）、环境和文化都发挥着各自的作用，即使在婴儿时期，我们也会形成多种依恋关系，从而导致不同的依恋模式。

当奥利维亚和我梳理这些依恋模式时，她注意到，她在幼年时期大体上拥有安全型依恋。总的来说，她觉得养育者对她的回应很灵敏、可靠，自己获得了支持——“但我不觉得妈妈会经常拥抱我——如果要形容她的话，她像我认识的其他妈妈一样，不温不火，不冷酷，但也不温暖。”这是一个小提示，因为我们都渴望身体上的接触（参见本章随后的“**关注小T创伤：渴望触摸**”），所以我们开始搭建奥利维亚的小T创伤画布。我暗示奥利维亚可能对父母有不同形式的依恋，这似乎对她有所启发；她透露，是的，较之对父亲的安全型依恋，她对母亲的依恋模式似乎更加矛盾。

长期以来，在心理学和开发性研究与实践中，我们认为人们从小就有一种单一、固定的依恋模式——换句话说，你只能有一种模式，而且它会伴随你一生。但现在人们对人类经历的复杂性有了更深刻的理解，事情并非如此——在早期生活中建立起安全基础的同时，也会出现小 T 创伤。这些体验并不是相互排斥的，这也是小 T 创伤会让人感到如此困惑的原因——有些人可能会觉得总的来说他们拥有安全依恋模式："那我为什么会出问题？"此外，在不同类型的爱中，我们可以拥有不同的依恋模式——例如，在厄洛斯之爱中，具有安全型依恋，但在斯托奇之爱中，具有焦虑型依恋。但这也给我们带来了很大的希望——正如小 T 创伤可以让积极的依恋发生变化，从而让关系更具挑战性一样，理解并战胜小 T 创伤，可以把所有类型的爱转化为安全型依恋。在生活中承认小 T 创伤就会产生这样的力量。

关注小 T 创伤：渴望触摸

人与人之间的接触，对于依恋的发展至关重要。这就是为什么新生儿在出生后被放在母亲的怀里，医生也鼓励父母与孩子进行皮肤接触。在第 1 章中，我们提到，哈洛对恒河猴的母性剥夺进行了开创性的研究，这表明婴儿有一种先天的（生物）需求，需要触摸并抓住某种东西，来获得情感安慰，这被称为“触觉抚慰”（tactile comfort）。因此，触摸带给我们的舒适感和呵护感，对人体功能至关重要，不仅在我们年幼的时候如此，而且在我们的一生中都是如此。人类通过触摸，会释放神经化学物质催产素，有时被称为“爱的激素”，这有助于人类建立亲密的连接。我们还知道，催产素可以改善情绪，增加信任感，并减少应激激素皮质醇——因此，当我们进行身体接触（例如拥抱）时，随着催产素的增加和皮质醇水平的下降，我们可能会觉得更加放松。身体接触似乎也有助于我们的免疫系统——一项针对 400 多名健康成人的研究发现，拥抱能增强社交支持感，降低感染普通感冒的风险。在那些感冒患者中，更多的拥抱和社交支持会导致症状减轻。

但是，对于那些独居或需要隔离一段时间的人来说，就很难获得这样的支持了，例如我们中的许多人在新冠疫情期间所经历的必要的隔离治疗。在此期间，很多人可能会渴望被触摸，或觉得遭到了“触摸剥夺”，但研究也发现，抚摸和拥抱宠物会触发大量的催产素，因此对于那些与动物在一起觉得更舒适，或无法与其他人互动的人来说，与宠物进行肢体接触也会有所帮助。

移动之爱

我们回到最初的三 A 法则问题（第 1 章）：生活的哪些方面是塑造奥利维亚现状的关键因素？这就是爱的小 T 创伤主题变得更清晰的地方。奥利维亚透露，在孩童时代，她父亲在部队服役，她每隔几年就要搬一次家。尽管在家里，她确实获得了关爱，但在某种程度上，她意识到每次搬家都给妈妈带来了很大的压力——“也许这就是她不温不火的原因；每次我们搬家时，她都必须把一切整理好，这一定很麻烦。”当你知道自己很快就会搬到其他地方时，也很难与他人建立友谊。虽然现代科技在某种程度上会有所帮助，因为她可以继续与全国各地的人保持联系，有时甚至可以与世界各地的人保持联系，但是，我们发现，其他许多孩子在人生中，也常常遇到这样的困扰。后来，就地理位置而言，奥利维亚算是安顿下来了，但是她对交朋友，尤其是女性朋友非常警惕，但因为这个伴侣看起来很真诚，所以她全心全意地投入这段友谊。在这种情况下，这段友谊的破裂对她造成了更大的打击。因此，奥利维亚确实认识到她与母亲形成的是矛盾型依恋模式——她觉得自己很黏人，一想到要失去这个朋友，她就几乎绝望。

此外，奥利维亚承认，当她看到朋友怀孕的帖子时，就感到一种难受、痛苦的失落感，同时她也替朋友感到一丝温暖的幸福。如果考虑到第 2 章的情绪生物群落，我们就会承认，我们有可能同时体验多种情绪，甚至可能同时体验到那些相互矛盾的情绪。这两种情绪——得知朋友怀孕后的忌妒和喜悦——对她来说都是真实的。

忌妒、羡慕和绿眼怪物

虽然忌妒和羡慕都会让人感到不愉快，但是绿眼怪物与这两种情绪有重要的区别。简而言之，忌妒是指我们害怕失去对我们很重要的东西，并且在面对这种潜在的损失时，会伴有其他情绪，例如焦虑、愤怒和不信任。羡慕是希望你拥有别人拥有的东西，羡慕分两种，一种是想从别人那里获得自己想要的东西或经验，另一种则是希望你们都拥有这样的东西或经验。因此，羡慕会导致渴求和自卑的感觉（例如：“你度过了一个美好的假期，我希望我也能像你这样潇洒！”），但羡慕的阴暗面是，心中可能会产生怨恨（“他不配在事业上获得这样的成功，我工作得很努力，那样的成功应该属于我”）。最后一种“绿眼怪物”是更消极的忌妒，出自莎士比亚的《奥赛罗》（*Othello*），这是一种更具破坏性的情感体验，你自己和他人都可能会抵制它，有时你还会因此感到羞耻和内疚。

总的来说，忌妒和羡慕之间的区别是“损失”和“匮乏”之间的对比。这一点在女性友谊方面尤其明显。研究表明，与男性相比，生理上的女性在失去最好的朋友时，往往会经历更高水平的“友谊忌妒”。在第 1 章中，我们提到了女性所具有的“照料和结盟”倾向，根据这一概念，从进化上说，女性更倾向于根据其生存角色保持群体的亲密和完整。这就是当女性的友谊破裂时，她们会感到非常悲伤的原因之一，尤其是当她觉得那个朋友正在发展新的友谊时。当然，其中有很多微妙之处，但通常情况下，当事人只需觉知到这些感觉是根深蒂固的，就足以释放和适应忌妒和羡慕带来的不愉快情绪，并能让自己在情绪生物群落中进行探索。

三 A 法则的第二步：接纳

现在要从觉知的初始阶段继续前进到接纳，并通过三 A 法则取得进步，深入研究这种菲利亚之爱可能会有所帮助，因为我们往往关注友谊的形式和朋友的数量，这有时会影响我们的小 T 创伤。

专注于友谊和菲利亚之爱

我最亲密的一位朋友提到了这句话："友谊或许是有原因的，或许只停留一段时间，或许与你相伴一生"，就像许多著名的格言一样，我很难确切地知道它的出处。但我喜欢这句格言给我带来的感动，在面对一些已经失败或破裂的友谊时，它让我保持良好心态。

研究表明，我们同一时间能维持的友谊数量是有限的。亲密朋友也就是那些你敞开心扉、熬夜陪你聊天直到天亮的人——你知道他们都有谁——通常不超过 5 个。对于要好的朋友，但不是你最亲密的朋友，这个数目大约是 15 个。这些是你喜欢一起玩耍、消磨时间的朋友，但你不会向他们分享你最私密的隐私。接下来是你期待在派对或其他重大生活事件的庆祝活动中遇到的人，这些活动包括生日、婚礼，甚至葬礼等严肃的活动，但你可能不会经常与他们联系——这些朋友的数量通常在 35 到 50 人。最后，还有你在社交上感兴趣的外围朋友圈，喜欢偶尔看看他们过得怎么样（或者如果你年纪大一点，会给他们寄送圣诞贺卡），但你和他们交流很少，数量大约是 150 人。在社交网站上，你可能还有几百个朋友和联系人，但实际上，如果你审视自己的在线朋友列表，只计算那些你仍然关心和想念的人，那么它的数量会在 150 人左右。

但是，如果您没有这么多的联系人，也完全没问题——质量比数量更重要。朋友也可以是其他物种，并不局限于人类。一位名叫奎因（Quinn）的客户咨询了我，因为他失去了最好的朋友——在与伴侣分手时，他心爱的可卡颇犬[①]——丘依（Chewy）被他的前任带走了，但是这只狗原本是他的。在很多国家和地区，动物在法律上仍然被视为“财产”，属于个人财产，就像沙发或珠宝一样。如今这种情况正在开始改变，但是，尽管如此，当人们与宠物分离时，我还是经常看到这触发了他们的小 T 创伤。我和同事们一起探索了一个新兴领域，也就是动物辅助治疗方法，很明显，动物可以带来很多无条件的爱，因此，与这种无私的生物分离，会给心灵带来巨大的打击。

那么，是什么导致我们在不同的友谊区域拥有不同数量的朋友呢？在生命的旅途中，我们的空间和时间都是有限的——

① 可卡颇犬：俗称库克颇犬，是美国的库克猫与小型贵妇犬的杂交种，主要用途为伴侣犬。

不可能和遇到的每个人都保持深厚的友谊，而且无论如何，我们中的许多人都不想这样！此外，随着我们在生活中不断进步，我们的希望、梦想和环境也在发生着变化，我们的朋友也会随之改变。这也许不是好莱坞式的菲利亚之爱，但却是务实且充满希望的态度。

应对友谊的破裂

在心理治疗中，关系的破裂只是故事的一半——修复或尝试去修复关系同样重要，甚至更重要。所有类型的关系都会经历破裂，当然，友谊也会随着时间的推移而消失，或变成危险的关系——但是，就像任何密切的关系一样，在重大争论、事故或状况发生之后，可能会发生轰轰烈烈的分手盛况。毫无疑问，轰轰烈烈的分手更容易给我们留下印象，而曾经充满信任、享受和爱的纽带慢慢遭到侵蚀，往往会让像奥利维亚这样的人感到不知所措。这种情况持续的时间越长，小 T 创伤的擦痕就越深。所以，如果你觉得友谊在恶化，尝试以下的“OWN”三步法，它会让你对自己的经历负责，并积极主动地与爱的小 T 创伤相处：

O 代表开放（open）：展开一场以自我为中心的开放式对话——也就是说，避免自我防御，使用第一人称

“我”的陈述，来谈谈自己当下的感受——找一个机会和朋友谈谈，比如：“我觉得最近我单方面对我们的友谊感到忧虑……”

W代表惊奇（wonder）：接下来，在这个第一人称陈述的基础上，增加一些惊奇和好奇心——即使是我们最亲密的朋友，也可能会对我们隐瞒自己的困境，尤其是那些看起来非常坚强的人（他们往往最需要友善的、不加评判的朋友）。如果你发现朋友对你的行为出现异常，那么以上的做法就显得尤为重要。因此，在第一步做法的基础上，你可以这样说：“我觉得最近我单方面对我们的友谊感到忧虑……我想知道你还好吗？”

N代表拒绝（No）：如果你一直很坦率、友善、热情，但你的朋友却做出伤害性的回应（见本章前述“**关注小T创伤：有毒的友谊**”），这时候你应该尊重自己的内在感受和边界，从而拒绝这样的关系。此人可能只是因为某种原因才成为你的朋友，或者只能成为一时的朋友，而不能成为一生一世的朋友——这也没关系。然而，如果你的朋友做出积极回应，这可能成为一个真正的转折点，让你们的关系更深入、更丰盈。在这样的情况下，此处的拒绝更多地意味着要在人际关系中保持你的个人界限。

有时，如果碰到合适的理由或时机，友谊就会重新出现，所以通过 OWN 法则，你可以让自己拥有充分的空间和时间，培养其他对你更有利的关系，而不会完全没有后路。然而，即使思考这个过程也会让你感到悲伤，所以一定要温柔地对待自己，让失落和悲伤成为你情绪生物群落的一部分。最后，寻求其他朋友的情绪支持，但不要沉浸于批评已经不来往的朋友，因为这会导致怨恨和反刍，耗尽你的生活质量，丧失对未来的乐观态度。

奥利维亚用 OWN 的方式勇敢地与她的朋友进行了一次对话，这至少可以说是一次情感上的挑战和令人筋疲力尽的互动——有泪水、拥抱和一些希望的光芒。她的朋友坦承，没有如实告诉奥利维亚自己的情况令她很难过，并说她经历种种受孕的困难，最后成功怀孕，所以不知道如何开口，将这些情况告诉奥利维亚。她的朋友还透露，当孩子出生时，全新的母亲身份给她带来了超出想象的苦恼，但她觉得她不能向奥利维亚坦露这些问题，因为奥利维亚没有像她这样幸运地成功怀孕。同时兼顾母亲、工作和生活的种种需求，几乎让这位朋友不知所措，她觉得自己被 WhatsApp 的新文化技术（NCT）群组淹没了，她试图继续自由撰稿人的职业生涯，让生活顺利进行——这就是让她们之间的友谊亮出粉红旗帜，这也是让奥利维亚觉得她在敷衍的真正原因。通过这种 OWN 方式的对话，奥利维亚还发现，她的朋友觉得奥利维亚过去没有认真倾听她说话，但是她能理解，因为奥利维亚经历了一段非常糟糕的时期。听到对方如此说，奥利维亚很难过，但她尽量不做出反应，而是安静地面对朋友的坦诚相告。当我们掌握了爱的小 T 创伤的时候，重要的是要在友谊中把握住我们自身的角色，尽管一开始这可能很难。

耳濡目染的强大影响

现在我们正在为爱的小 T 创伤主题构建出更全面的图像，这幅拼图上还有更重要的一块。社会化学习理论基本上是“你怎么做，我就怎么做”，或模仿他人的行为，他人通常是我们的主要养育者，或我们尊重的人。这个理论是在 20 世纪 60 年代末由心理学家阿尔伯特·班杜拉（Albert Bandura）在早期条件反射理论的基础上（参见第 4 章）建立起来的，但班杜拉教授指出，要建立心理关联，我们不需要自己直接体验某事——这些联系也可以通过替代性学习来形成。班杜拉的“波波玩偶”实验非常有名，该实验确实发现，在目睹其他人击打玩偶后，孩子们更有可能以类似的方式击打塑料玩具。当时，人们对电视上的暴力节目和儿童观看这些节目受到的影响非常担忧，事实上，1972 年，美国卫生部长宣布电视暴力是一个公共健康问题。迄今为止，对这项实验的批评很多，但是其基本理论仍然成立，即我们的经验扮演了一些社会化学习的角色，这就是为什么我们周围的世界和我们摄取的信息成为小T创伤的一部分。

就像我们中的许多人（包括我自己）一样，对于奥利维亚来说，她是在书本和电影中长大的，这些书本和电影教导她，最好的朋友将永远是朋友，这给她心目中的友谊树立了一个典范。尽管她经常搬家，但在她的家中，她的母亲始终与闺密保持着亲密的友谊。事实上，奥利维亚称被其他孩子称妈妈的这位朋友为“阿姨”，无论他们搬了多少次家，这位阿姨都会一直陪伴着她成长。因此，在奥利维亚的信仰体系中，她对菲利亚之爱设定了很高的标准，因此当她的友谊不符合这个标准时，她确实感到很失望。

三A法则的第三步：行动

三A法则行动阶段采用的策略有利于所有类型的爱——从浪漫的情爱到家庭中的关爱，乃至友谊之爱。

应对所有种类爱的长期方法

学会聆听（LISTEN）

心理学家提出了一种名为“积极倾听”的技能，你也可以学习并利用它来提升相爱关系的质量。积极倾听与听人说话不同——听人说话是一种相当被动的交流方式，而积极倾听则需要一些专注和努力。毫无疑问，这种努力是值得的，完全可以提升亲密关系。积极倾听的目的是发掘所传达内容的情感意义，而不仅仅是对方言语的字面意义。试试我根据已故的伟大人文主义心理学家卡尔·罗杰斯（Carl Rogers）的教导设计的“倾听”技巧：

L 代表看（look）——积极倾听包括口头和非口头交流。所以，首先关注你所看到的——你所爱的人会通过眼神交流、凝视、小手势、身体姿势、面部表情，甚至微表情来传达一系列信息。

I 代表不一致（incongruence）——积极倾听可以非常有效地判断某人对你说的话，是否与他们的非语言表达的内容不一致（即矛盾）。通常，非语言性信号更准确地反映出对方的感受。所以，如果你的伴侣或朋友说：“是的，我很好，很好，一切都很好”，但却耷拉着双肩，双臂交叉在胸前，与你没有眼神交流，那么你可以放心地得出结论：对方一点都不好！

S 代表沉默（silence）——当我们只是听别人说话，而不是积极地倾听时，我们的大脑倾向于不断朝前计算，琢磨我们将要如何回应。这往往会导致反应匆忙或直接打断对方——没有为积极的倾听留有余地。在开始的时候，为沉默留出空间可能会让人感到害怕，但这将让你同时处理口头和非口头信息（对方说话的内容和表达方式），并为对方创造更开放的机会。

T 代表触碰（touch）——人类有一种直观的、非语言的交流方式，被称为“社交触碰”。将自己的手简单地放在对方胳膊或肩膀上，停留几秒钟，能够比一段冗长的独白传达更多的慈悲和理解。当目的是让对方平静下来时，社交触碰尤其有效，但它也可以用来分享一系列情感体验。

E 代表关注重点（emphasis）——声音在交流中当然很重要，你可以注意到对方声音中的诸多特质，比如语气、音高、语速、音量和清晰度。这并不是说你必须分别考虑所有这些特质；从与他人互动的经验中，你就能知道某些语言模式可能向你透露出什么信息。例如，如果有人像机关枪一样连续地大喊大叫，那么他们不太可能没事！不过，每个人都有自己的说话方式，所以如果对方看起来与平时的谈话方式不同，那么特别关注就会更有用。

N 代表注意你自己（noticing yourself）——解读所爱之人在交流中的情感意义有另一个线索，就是注意在互动过程中你的身体发生了什么。例如，你的身体是否感到紧张，而这种紧张感在这次交流之前是不存在的？你现在在情绪、身体和感知上有什么样的感受？通常，我们会本能地做出直接的内在反应，这可以解释关于对方的许多事情。

积极的倾听是一项技能，所以需要一些练习——你可以和自己所爱的人一起尝试练习该项技能。无论如何，我希望你去尝试一下，看看它将会带来什么样的社交效果！

重新学会爱（LOVE）

不知道为什么，这一章充满了首字母助记技巧！我确实喜欢使用这些帮助记忆的技巧，因为在忙碌的生活中，要记住如何向我们最关心的人表达爱意是很有挑战性的。我是用以下的方式提醒自己记住爱的基础的：

L 代表倾听（listen）：爱的第一项特征是如此重要，我在上面就提到了倾听的技巧！

O 代表开放（openness）：通过诚实和开放的沟通，关系才能茁壮成长，但有时人们并不清楚如何做到这一点。想想你们与他人的关系不断加深的那些时刻——是双方都展现出最美好的一面的时候，还是面具滑落露出内心温柔一面的时候？这需要你坦露内心脆弱的感受，它会让你们亲密的关系变得更加牢固。

V 代表价值观（values）：当我们承认并尊重彼此的

价值观时，双方的关系也会加强。这并不是说你必须在所有话题上与朋友和爱人达成一致，但拥有一些共同的价值观，可以帮助你们在更多常见问题上求同存异。

E 代表让你所爱的人能够（enable）做自己：真正的爱（不是好莱坞式的爱）来自深刻的接纳。人们确实会改变，我们总是看到他们在成长和转变，我们也可以为他们提供支持——但我们不能尝试改变我们所爱的人。这并不是故意容忍他们肆意妄为（不管是大 T 创伤还是小 T 创伤）——相反，即使是我们深爱的人，如果他们在生活中越过了我们的红线或边界，我们也不能强行让他们改变。在这种情况下，自我保护是必要的，你可能需要离开这段关系——我们无法改变别人。然而，在健康的人际关系中，允许我们的爱按照它的本来面目处在安全和信任的环境中，这是人类之爱的最高境界。

对奥利维亚和她的朋友来说，学习这些恋爱技巧是一个真正的转折点，虽然我尚不能说她们的友谊在一夜之间神奇地修复了，主要是因为她们确实走在完全不同的道路上，但是，现在出现一些修复的希望。意识到她们当时正经历着不同的人生阶段，让奥利维亚对她们的关系长舒了一口气，为了提升她们之间爱的质量，她着手考虑自己能够采取什么行动。

关于爱的后记……

想想所有爱你本来样子的人——花一分钟时间回忆一下。

梅格博士的日志提示：爱

1. 记下你在人际关系中拥有的三种品质，以及你如何向你所爱的人展示每一种品质。

2. 你从人际关系中学到的最重要的东西是什么？想想不同类型的爱，并逐一分析。

3. 你如何从所爱的人那里汲取力量？

第 8 章的关键小 T 创伤信息

在本章，我们只是略微谈到了爱的小 T 创伤主题，因为爱真的与这个主题息息相关。然而，除了浪漫的厄洛斯之爱外，觉知到所有形式的爱都与小 T 创伤有关，这可以帮助你解决在其他关系（比如友谊）中出现的困难。虽然早期的依恋模式很重要，但这些模式并非一成不变，一旦我们能够建立起接纳感并采取行动，就可以按照自己选择的方式，在未来创造令人满意的关系。

第9章

老生长谈的睡眠问题

在本章中，我们将探讨：

- 睡眠生理学的基础知识
- 报复性睡眠拖延症
- 标签理论和高度敏感者
- 如何通过睡眠限制来调整生物钟
- 对大脑进行重新编程从而改善睡眠的质与量

你有睡眠问题吗？睡眠问题让我发现另一个小 T 创伤主题，和其他许多人一样，一旦人们来找我的时候，他们往往已经尝试了各种疗法：药剂、酊[1]等五花八门的产品，乃至改变生活习惯。但是，如果你问一个睡眠质量好的人他们是如何安然入眠的？答案通常是“什么都不做”——这让提问者恼火，但又令人信服。全球睡眠经济价值数千亿美元，是一个快速增长的行业，所以这是一笔大生意。但逻辑告诉我们，如果这些产品中有任何一种真的有效，那么它们就不会为了我们的睡眠困扰

① 酊：医药上用酒精和药物配制而成的液剂。——编者注

问题进行如此激烈的竞争。然而，小T创伤可能会给我们带来一些答案。

让我们来看看哈珀（Harper）的叙述：

我知道我太敏感了，所以难以入睡。人们一直说我太敏感了——我爸爸叫我豌豆公主，因为在那个童话故事里，公主能感受到大约20层床垫下一颗很小的豌豆。爸爸这样说的时候，态度很和蔼，几乎是扬扬自得，好像这证明了我是与众不同的，但现在，我的敏感完全毁了我的生活。

我妈妈说我一直都是这样——不仅在睡觉上，在所有事情上都是如此。我还记得，在小学时，当我的朋友们吵架时，我会很沮丧——即使不是我吵架，他们很少和我吵架，但他们彼此之间经常吵架。而且我不太喜欢操场上的尖叫声，也不喜欢那些推搡我的孩子。安静地读书的确让我更快乐。

但那时睡眠并不是什么大问题——实际上，睡眠问题是在我接受手术后才开始的。康复过程中的痛苦让我彻夜难眠，所以我长时间上网。我不是去Netflix[①]之类

① Netflix：美国奈飞公司，简称网飞。是一家会员订阅的流媒体播放平台。见上页①

的网站看电影，而是学习并观看与睡眠有关的免费课程。但我的睡眠模式最后变得非常不正常，我知道这种疲惫感让我更加敏感，在别人看来稀松平常的事情，却让我不堪其扰。所以我开始研究如何解决这个问题，我真的尝试了各种办法。但这些似乎都无法帮到我。

我非常需要睡眠，因为我觉得自己快疯了——你能帮我降低一下敏感度吗？

哈珀关于睡眠问题的知识非常丰富，我的意思是她懂得很多。如果你曾经在睡眠方面遇到过问题，也会懂得很多。糟糕的睡眠会让人感到神经错乱，这就是为什么剥夺人的睡眠会成为一种酷刑。因此，人们经常花很多时间上网研究有关睡眠的一切——以至于痴迷成瘾。但我并不认为这符合三 A 法则中觉知阶段的做法，因为对睡眠的关注通常是睡眠功能障碍的维持因素。

为什么我们如此关注睡眠问题？

睡眠是身心获得休息和恢复的自然方式，但长期以来，人们总是觉得睡眠很神秘。无数与睡眠有关的寓言、童话和民间传说表明，人类自诞生以来就对睡眠非常着迷。哈珀讲了一个童话故事，故事讲述一个王子苦苦寻找公主的过程——只有当公主在夜晚经历了心神不宁的睡眠后，王子才知道自己的选择是正确的。虽然现在看来，这个故事并不浪漫，因为这位公主在第二天早上心情可能很糟糕，但有趣的是，这个故事认为轻度睡眠反而会更好。在这个故事中，睡眠质量好坏是衡量皇室成员的标准，然而对于那些长期有睡眠问题的人来说，这样的关联可能显得相当可恶。任何觉得自己睡眠浅的人都可以证明，睡眠受到干扰绝对不是一件好事。然而，古往今来，尤其是对于女性而言，她们往往被视为敏感的睡眠者，这已在艺术、叙事文化和其他社会刻画中得到证实。你看，人类一直痴迷于研究睡眠，但是直到最近，我们才能使用科技手段监测到夜间睡眠过程中的每一次抽搐和颤抖。

什么是失眠？

平均来说，大约 10% 的人睡眠不足，从而被诊断为失眠症，但有三分之一的人有睡眠问题，以至于在白天也会出现与睡眠有关的障碍。这些障碍包括：注意力不集中、健忘、易怒、压力阈值低，以及白天嗜睡和疲劳。然而，失眠的诊断有三个要点。

失眠的三大指标：

- 入睡困难。
- 难以维持睡眠。
- 早醒问题，早醒后无法再次入睡。

一般来说，对于失眠的诊断，以上指标的一个或全部需要每周出现三天，至少持续三个月。

此外，因这种睡眠障碍的影响必然会导致白天的工作能力下降，也就是说，你无法承担日常职责、角色和责任——基本上，只有生活受到干扰，你才能被确诊出失眠症。

三 A 法则的第一步：觉知

为了开启哈珀睡眠不足的小 T 创伤之旅，我想探讨她对这种生理需要的一些信念。因此，我们简单介绍一下睡眠基础知识，以此开始觉知阶段。

睡眠基础知识

在睡眠期间，我们通常不会意识到周围的世界。但是即使我们意识不到，我们的身体和大脑也是处于非常忙碌的状态，因为在睡眠生理学和心理学领域，人们已经研究并记录了我们大脑、肌肉和其他身体系统活动水平的大量变化。我们知道，大脑中新的记忆被组织起来，并不断进行“修剪过程”，将白天的精神碎片清理掉。

睡眠对人们身体的好处数不胜数——你的身心健康都取决于睡眠。研究表明，持续的不良睡眠会导致认知能力下降、心血管问题、焦虑、抑郁、慢性疼痛等，几乎所有睡眠研究都表明了这一点。原因是，睡眠就像吃饭一样，是生存的必要条件，所以缺乏睡眠必然会导致任何潜在的症状恶化。然而，嗜睡症也可能会造成问题，睡眠过多对我们的健康也不利。这又像那个金发公主的故事——你的睡眠需要保持适量。有些人说他们每晚睡 5 到 6 小时，就可以精神焕发了，而其他人坚持认为他们需要 10 小时的睡眠才能保证第二天正常工作。对于大多数人来说，你需要的睡眠时间取决于你的年龄，成年人平均每晚需要 7 到 9 小时的睡眠，而老年人需要的时间稍微少一些，7 到 8 小时。

但这不仅与睡眠时间有关——睡眠质量也很重要。如果睡眠经常受到干扰，即使你睡了八九个小时，也会导致白天极度疲劳。事实上，在看医生之前，很多人并不知道自己有晚上经常醒过来的问题——他们只是“总觉得累”（TATT）。如果你在病历上看到首字母缩略词“TATT”，指的就是这样的障碍。这些人也可能会出现增重的情况，因为糟糕的睡眠会导致额外的热量消耗，他们普遍也会觉得每天都在备受煎熬。

这是因为睡眠不仅是一个过程，而且由一系列循环运作的阶段组成。我们每晚通常要经历四到五个完整的睡眠周期，在每个周期中，每个睡眠阶段的时长各不相同（见图 9.1）。就像本书中其他部分的解释一样，我们之所以采取这样的睡眠方式，是由于进化。我们本来就不应该连续 8 小时处于深度睡眠，因为这将使人类特别容易受到敌人或野兽的攻击——相反，经过进化后，我们就会有一段时间的轻度睡眠，甚至完全清醒，以提防环境中的威胁。就像我们的应激反应并没有与时俱进一样，从生理上讲，我们的睡眠仍然与早期人类非常相似。因此，我们说服自己不应该在夜间醒来，所以就出现了一些问题——当我们醒过来的时候，大脑就开始在反刍和担忧之间奔跑，这让我们无法重新入睡。

晚间的睡眠阶段和周期

这正是发生在哈珀身上的事情。当我们讨论她在清醒阶段的思想类型时，她说这些想法通常与睡眠有关——她太敏感了，第二天她的感受会多么糟糕，无法做这件事或那件事，等等——直到凌晨时分，她会重新进入疲惫不堪的昏沉状态。当然，似乎在几秒钟之后，哈珀的闹钟就响了，她所害怕的一切总算结束了。

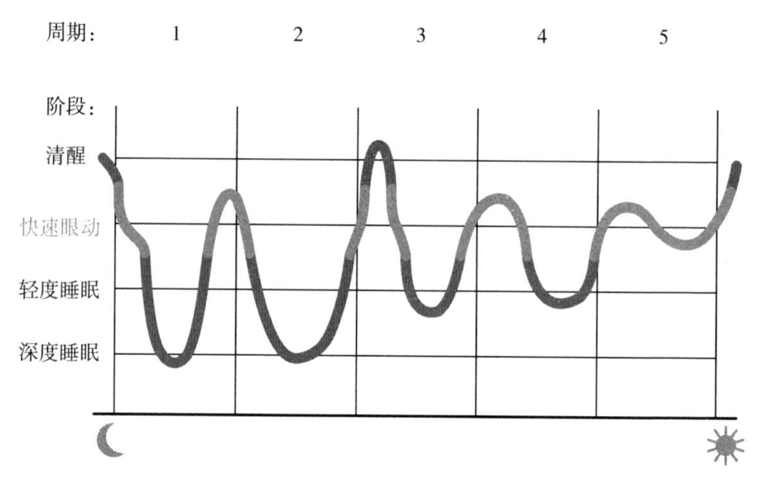

图 9.1　晚间的睡眠阶段和周期

报复性睡眠拖延症

这个剧情惊心动魄，我再看一集……或者再浏览一会儿社交媒体……无论你用什么方式进行拖延，如果你迟迟不肯上床睡觉，很可能就是报复性睡眠拖延症。我们这样做的原因——现在这种情况非常普遍——本质上是“报复”白天的自己，因为我们忽视了自己的一些核心需求。生活是忙碌的，我们往往从醒来的那一刻起，就在不停地奔波，直到入睡，几乎不可能考虑到惊喜、快乐，甚至连做白日梦的时间都没有。因此，在漫长的一天结束时，我们内心的叛逆特质都显现出来了，要求一些“自我”的时间，尽管我们知道这将影响第二天的情绪，会导致疲惫、暴躁和普遍的倦怠感。报复性睡眠拖延症在年轻人和女性中更为常见，这是我们在清醒的时候，对白天压力和忙碌进行的回应。但研究表明，我们白天实际是有时间的，只是不再像前几代人那样有一大块时间。但我们每天还是有“碎片时间”的——问题来了，因为我们倾向于用工作、生活琐事或其他毫无乐趣的任务来填满这些时间。因此，与其为睡得晚而痛苦，不如在白天利用碎片时间做一些能让自己开心的事情——和你的狗玩耍，进行短暂的正念练习，置身于大自然——因为这些都能满足你叛逆的内心。

睡眠成谶

相信梦境本身可以预知未来的日子已经一去不复返了（好吧，但愿如此！），但我看到许多人让睡眠成为自己的噩梦。这就是小 T 创伤真正发挥作用的地方。前面也提到过，哈珀告诉我们，她一直很敏感——或者说，在她很小的时候，人们就说她很敏感。下面，她将进一步解释，她自我认为的敏感影响了她的睡眠，而且坦率地说，是在耗竭她的生命：

> 我再也不摄取咖啡因了——完全不喝咖啡。在开始的时候，我是减少摄取量，后来，我在中午之后不喝咖啡，但现在我甚至连茶也不喝。我买了遮光的百叶窗、眼罩，定制耳塞让耳根清净。我有白噪声和自然声播放器，下载了所有的睡眠应用程序和睡眠跟踪器，并有一个完整的成人睡前故事图书收藏夹，以此帮助我安然入睡。我还试过褪黑激素、缬草以及所有我能找到的草药和酊剂。但这些都没用，一点用都没有。我晚上不吃东西，也完全不吃辣的。我购买了所有与睡眠有关的补充剂，包括 CBD 油，并且在浴室里放满了泻盐和薰衣草沐浴剂。我的医生曾经给我开了一个星期的安眠药处方，这确实有帮助，但我在白天太困了，什么事也做不成，而且我感到非常难受。我想我会对这些上瘾，但我不希望自己对处方药上瘾。

因为哈珀围绕睡眠不断进行反刍和担忧，这已经影响到她日常生活的方方面面。她还制定了相当严格的睡眠习惯，任何偏离这些习惯的行为都让她压力重重，以至于旅行、度假甚至与家人待在一起，都成了遥远的回忆。

因此我在接下来的治疗部分让哈珀大为吃惊。我问：

> 如果你的敏感性其实是你的超能力呢？

三 A 法则的第二步：接纳

要从三 A 法则中的觉知进入接纳，就哈珀关于睡眠及其生理学的知识而言，还不足以应对——这是因为睡眠是她小 T 创伤的症状，而不是小 T 创伤本身。像所有的小 T 创伤主题一样，在开始的时候，睡眠带来的困扰只是涓涓细流，然后慢慢演变成一个问题，使哈珀的生活陷入瘫痪。这是因为小 T 创伤会像……一样滚雪球，我们往往只有在生活中发生了一些事情，扰乱已经达成微妙平衡的纸牌屋后，才开始感觉到小 T 创伤的迹象和信号。对哈珀来说，这是她需要动手术的地方，但小 T 创伤的触角可以追溯到《豌豆公主》的故事——哈珀曾被贴上“太敏感”的标签，不适合这个世俗的世界。

在我们的探索过程中，哈珀透露，她无数次听过“你太敏感了”这句话，多得她都数不清，以至于她已经把这句话内化到了内心深处。通常，这种感觉像是一种指责——一种个人不可避免的失败。因此，当我把敏感重新定义为一种超能力时，哈珀用充满疲惫的眼神看着我，泪水夺眶而出——她真正开始踏上了接纳之旅。

关注小 T 创伤：标签理论

在社会学和犯罪学中，标签理论往往被用来解释犯罪行为，但它在精神和心理保健方面也有其地位。简而言之，这一理论解释了一种特定类型的行为是如何从外部评判中发展出来，并以标签形式呈现，然后这些评判会继续影响这个人的行为。换句话说，如果你告诉某个孩子，说他很坏、很调皮或不够好，他就有可能按照这个标签行事，让你看看他到底能调皮到什么程度。在睡眠问题上，同样的道理适用于像性格敏感这样的特质——尽管有些人可能真的比其他人更敏感，但是如果你强调某人的睡眠特别轻，他可能会对任何轻微的噪声、细微的动作，或其他环境因素变得过度警惕，因此晚上就会睡得不好。如果对某个人来说，这个标签具有一些社会收益，那就更是如此——例如，幼儿最希望得到养育者的关注，所以结合这样的标签，可以使其在睡前有更多时间与养育者在一起。另外，如果人们无视甚至是禁止任何偏离这种归类的行为，这些标签可能会得到强化。最后，对某些人来说，尤其是当他们正在形成自己的身份认同感时，如果被公开贴上这种标签，那么他们表达反对的风险就太大了，因为这可能会（以尴尬的形式）给他们重视的人（如父母）带来情感上的痛苦。因此，标签往往容易非常迅速地将一个好孩子变成一个不良少年，但它也可以反过来发挥作用，我们可以通过积极使用标签理论，来解决具有挑战性的行为。

高度敏感者

20 世纪 90 年代，在学术界的海洋中，一股温柔的浪潮正在远远地聚集。美国心理学研究者伊莱恩·阿伦（Elaine Aron）博士开始针对自己的经历进行研究。阿伦博士发现生活中的某些领域具有挑战性。在一次心理治疗过程中，她的治疗师指出她属于“高度敏感者”（HSP）——这并不是一个贬义词，而是一种观察结果。这个重要的时刻促使阿伦博士收集病人数据，后来还设计了一个量表，以观察其他人是否具有这种特质。在她的职业生涯中，阿伦博士估计，有 15% 到 20% 的人是高度敏感的。这一特质包含以下方面：

- 在社会环境中容易受到他人情绪和氛围的影响。
- 对噪声、光线、粗糙的纹理、强烈的气味、疼痛、饥饿和刺激（如咖啡因）敏感，因此，会努力控制这些刺激物。

- 当遇到很高的要求、业绩被人评估，或计划突然改变时，会感到紧张或焦虑。
- 高度的责任心，强烈希望避免犯错，如果察觉到出错，会出现反刍的思维模式。
- 能敏感地觉知到环境的细节，能够欣赏外在世界的微妙和美丽之处。
- 拥有并享受丰富而复杂的内心世界，能够欣赏艺术、音乐和其他创造性领域。

如今，这个概念已经被人们所熟知，尽管阿伦博士最初将HSP定义为一种中性的人格特征，但人们往往将“敏感”视作一种贬损他人的词汇，认为它具有侮辱或轻度冒犯性。如果我们看一下这个词的定义，它可以是指容易被冒犯或容易沮丧，也可以指对微小变化、信号或影响的快速觉察或反应——从进化的意义上来说，这是有利的。毫无疑问，注意到环境中细微差别的能力不仅能保护个人，而且能保护群体，因此对早期人类来说，这是一种宝贵的资产。但现在，在一个喧嚣、耀眼和不断变化的世界里，这种特质已经完全转变为弱点——但是我并不这么认为。

在这个时候，哈珀和我进行了一个练习——我们用头脑风暴的方式探讨了不同的超级英雄和他们的超能力，写在大纸条上，然后贴在我办公室的墙上。这种练习的形式如下：

当我们以局外人的身份观察时，很明显，许多我们最喜爱的超级英雄都具有与他们身份非常相称的力量——正是这些力量使他们变得非同寻常。接下来，我们做了更多的重构练习，通过列出哈珀拥有的积极特质，来帮助她进入接纳阶段。这往往都是以阿伦博士高敏感特质的形式出现的——她有能力觉知到他人的感受，这使她成为别人的密友和知己；她可以沉浸在音乐中，甚至就像具有离体感受一样；她对动物具有亲和力。最后，我们回顾了超级英雄的思维导图如图 9.2，探讨了这些虚构的人物是否能够在所有情况下使用他们的特殊能力，或者在某些情况下，他们是否必须控制自己的能力。我想你们已经知道答案，这也在不同文化和社会的观察中得到了支持。在世界上的许多地方，人们都推崇更安静、更具有反思能力、更敏感的人——实际上，只有在西方社会，傲慢、大声喧哗和过度外向，才被视为一种胜过他人的优势。而这又是小 T 创伤的累积效应——敏感并非有什么“错”，哈珀只是处在一个让她面临挑战的环境中，正因为如此，她建立了一个信念系统，不断告诉她这种特质会带来麻烦。

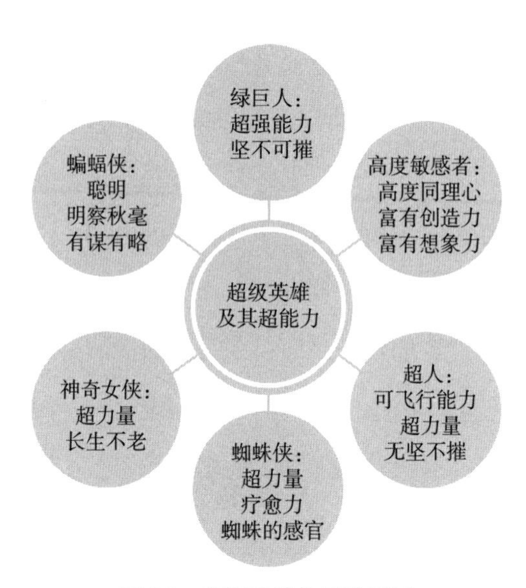

图 9.2　超级英雄的思维导图

梦境疗法

作为人类，在历史上，我们一直对自己的梦境很着迷——但梦到底意味着什么？虽然对梦境的分析没有科学基础，但现在有许多研究给了我们一些线索，从而探索梦境的目的。著名的精神分析之父西格蒙德·弗洛伊德（Sigmund Freud）认为，梦是潜意识向我们揭示内心深处欲望和需求本质的一种方式。但另一位著名的精神分析学家卡尔·荣格（Carl Jung）反驳了这一观点，他认为，梦境通过普遍的图像和主题（他称为原型），将我们清醒时的问题传达给我们的意识心。因此，这两位开创性的人物都认为，梦境确实有其目的，而目前的研究表明，当涉及情绪和小 T 创伤时，这样的说法可能是正确的。

在 20 世纪后期进行的大多数研究中发现，绝大多数的梦境似乎是消极的——人们所回忆的梦境报告大约有四分之一与不愉快的感受有关。有理论认为，这是大脑处理一些在现实生活中难以表达的情绪的一种方式——换句话说，我们的大脑可能在睡觉时处理这些小 T 创伤。的确，神经科学家罗莎琳德·卡特赖特（Rosalind Cartwright）研究了离婚创伤，她发现，这些不愉快的梦——甚至是噩梦——似乎能让那些在分手后患上抑郁症的人，更成功地从情感创伤中恢复过来。

所以，下次你做噩梦的时候，不妨把这种可怕的经历转变成免费的治疗机会！这可能会让你在接下来的一天充满活力。

三 A 法则的第三步：行动

可以说，并不是每一个有睡眠障碍的人都是高度敏感的；就所有小 T 创伤而言，个人生活中留下的独有伤疤和擦伤往往会让我们的生命失去活力——但在我看来，去活化（deactivation）和心理关联却可以作为一种通用的方法，来处理小 T 创伤睡眠。在我们生活的这个世界，人们 24 小时都在忙碌不停，去活化可能特别具有变革性。这里有一些方法可以帮助你度过每一天，从而轻松入眠。

三 A 行动：睡眠策略

这一切都与效率有关：如何使用睡眠限制来提高睡眠质量

如果目前的睡眠让你觉得无药可救，再也无法回到正常的睡眠模式，那么，有一种叫作“睡眠限制”的技术可以重置你的生物钟。这是一个具有挑战性的方法，所以我建议你只在具有明确时间安排的情况下才采用它，这样你才能极大地发挥下述步骤的作用。针对一些具有严重小 T 创伤导致患有睡眠问题的人，我应用了这个技巧，事实证明，这改变了他们的生活。它的工作原理如下：

第一阶段

首先，你需要知道你的睡眠效率，所以你至少持续一个星期，在床边放一支笔和一沓便笺纸，你要记下：

一个星期内，每晚平均**躺在床上的时间**，包括醒着和睡着的时间；

估计出你的**入睡时间**，包括受到干扰的睡眠。

我不建议使用睡眠追踪器或应用程序，因为这些往往会增加你对睡眠的不良关注——采用老式的纸笔记录就可以了。

接下来是一些数学问题，因为我们需要使用上面的信息计算出你的睡眠效率得分。这非常简单；你需要做的就是用睡眠时间除以在床上度过的时间，然后乘以 100 得到一个睡眠效率的分数，如下所示：

（总睡眠时间 ÷ 在床上的总时间）× 100＝你的睡眠效率。

下面是哈珀的例子：

（5.5 小时睡眠 ÷10 小时的床上时间）× 100=55% 的睡眠效率。

没有人有 100% 的睡眠效率，但是（对于那些没有长期健康状况的人来说）良好的睡眠效率是 80% 到 85%，所以，毫无疑问，哈珀的睡眠问题导致她严重的睡眠不足，从而让她在白天出现重大问题。

第二阶段

现在你知道了自己的睡眠效率，我们可以进入睡眠限制阶段了：

你的**睡眠窗口**是指你的平均睡眠时间，而不是在床上的时间。这将是你在实施这个技巧时，可以让自己躺在床上的总时间。对哈珀来说，睡眠窗口是 5.5 小时。

接下来，设置你的**阈值时间**，这基本上是你上床开启睡眠窗口的时间。对于哈珀来说，她往往很早就上床睡觉，这意味着她有很多时间躺在床上为自己失眠而忧虑，我们一致认为她的阈值时间非常晚，在午夜。

最后，将这个阈值时间与你的睡眠窗口结合起来，获得一个**启航时间**，这是你需要起床的时间，即使你仍然很累参照表 9.1。对哈珀来说，她的启航时间是早上五点半，听起来相当苛刻！但关键是要提高睡眠效率，扭转她已经形成的有害睡眠模式。

这样做的目的是在一个星期的时间里，让你的身心都有很强的睡眠动力。但在这一个星期，即使你感到厌倦，也要坚持这三条限制睡眠的规则：

表 9.1　睡眠窗口时间表

<table>
<tr><th>时间</th><td rowspan="3">阈值时间
午夜 12 点——睡觉时间，上床睡觉</td></tr>
<tr><td>晚上 10 点</td></tr>
<tr><td>晚上 11 点</td></tr>
<tr><td>晚上 12 点</td><td rowspan="6">睡眠窗口
允许 5.5 小时的睡眠时间
（平均睡眠时间）</td></tr>
<tr><td>早晨 1 点</td></tr>
<tr><td>早晨 2 点</td></tr>
<tr><td>早晨 3 点</td></tr>
<tr><td>早晨 4 点</td></tr>
<tr><td>早晨 5 点</td></tr>
<tr><td>早晨 6 点</td><td rowspan="3">启航时间
早上 5：30——醒来，起床</td></tr>
<tr><td>早晨 7 点</td></tr>
<tr><td>早晨 8 点</td></tr>
</table>

- 只允许自己在超过**阈值时间**后上床睡觉。
- 只在你的**睡眠窗口**内躺在床上。
- 在早上的**启航时间**起床，即使你仍然很累或很困。

第三阶段

在最后一个阶段，你可以开始增加你的睡眠时间，但首先你需要重新计算你的睡眠效率，并根据以下指导调整你的睡眠窗口：

- 如果你现在的睡眠效率超过 85%，你可以在你的睡眠窗口上再增加 15 分钟——对哈珀来说，这意味着 5 小时 45 分钟是她新的睡眠窗口。

- 如果你的睡眠效率在 80% 到 85%，请让原来的睡眠窗口再保持一个星期。
- 如果你的睡眠效率低于 80%，请将睡眠窗口再缩短 15 分钟。

正如你所看到的，这是一个渐进的过程，所以需要一些耐心——如果你尝试了所有其他方法还觉得没效果，那就试一试吧，因为这是一个摆脱劣质睡眠的强大方法。

从生理上让身心失活的实际行动步骤

以下建议通常包含在“睡眠卫生”的常规指南中，这是很好的睡眠实践——它能让你拥有优质睡眠！这些常规经验法则式的建议，有助于降低身心的生理活性，让人更轻易地进入睡眠状态。早期人类不需要这些指南，但现在我们生活在一个充满高科技的世界里，例如，食物被重度加工，因此，觉知到我们每天接触到的刺激物，并在必要时减少接触，这是有好处的。但请记住，这些也应该是灵活的，要与你生活、旅行和家庭相适应——如果以下任何一项让你感到焦虑或严苛，那就应该看看你的思维模式（见第 4 章）。

俗话说，卧室是用来睡觉和做爱的，这句话至今仍然站得住脚，所以在卧室请扔掉包括手机和平板电脑在内的智能设备。“但我是把手机当闹钟用！”我听到你大声抗议——不过，我对你的要求非常严苛……我不准你用手机。购买一个传统的闹钟或黎明模拟器，让你轻松进入一天的生活，这既实惠又方便。报复性睡眠拖延和小 T 创伤失眠往往会带来障碍，使你不想将手机留在卧室外，所以，如果你发现很难在晚上放弃你发短信、进行网络社交或发电子邮件的习惯，那么就先解决掉这些潜在的问题吧。

咖啡因、巧克力和某些类型的食物（辛辣的、芳香的和开胃的）都具有刺激性，所以大约从下午三点开始，摄取能够让你丧失活力的食物和饮料来代替它们。咖啡因的半衰期是 5 到 6 小时，这取决于你的遗传代谢能力——所以如果在下午打瞌睡的时候，你希望通过喝下一杯含咖啡因的饮料振作起来，就相当于你在睡觉前喝一小杯咖啡。

富含热量的食物——面包、意大利面和其他淀粉类食物——最初会让我们感到昏昏欲睡，因为我们的消化系统必须处理它们；但因为这些食物分量很足，我们的消化系统需要通过额外的努力工作来进行消化，这样就会激活我们的身体，让我们处于觉醒状态。当然，和朋友们聚餐时吃点具有特色的咖喱并无害处；这些建议是为了给你的睡眠打下坚实的基础，让它保持高质量，从而让身体保持良好的状态，使睡眠不再成为让身心备受煎熬的战场。

人们往往误以为睡前喝点酒有助于睡眠。事实上，虽然一小杯酒会让我们昏昏欲睡，但在身体代谢过程中，酒精实际上会破坏睡眠。经验法则是，（即使是在白天）每摄入一个标准分量的酒精[①]相当于少睡一小时。随着我们酒精摄取量的不断增加，喝下越来越多的葡萄酒、啤酒或苹果酒，我们可能很难确切知道自己喝了多少酒。例如，现在的一大杯葡萄酒等于三分之一瓶容量——所以，如果你一天喝三大杯葡萄酒，就相当于喝掉了一整瓶酒！这是 9 到 10 个标准分量的酒精，这意味着你在晚上不可能有任何高质量的睡眠。

许多处方药和非处方药也会影响睡眠。常用的药物如，β－受体阻滞剂、皮质类固醇和 SSRI 抗抑郁药都会改变我们的生理机能，所以它们会扰乱睡眠也就不足为奇了。又如，皮质类固醇模拟了我们身体在肾上腺（神经系统的一部分）中自然产生的激素的作用，因此可以让身心活跃起来。如果你需要服药，请与你的医生谈谈，看看是否可以在一天的早些时候服用，从而给自己留出足够的时间以摆脱药物的激活作用。

一般来说，卧室的最佳温度是 18℃左右，这实际上意味着房间温度过高或过低都会妨碍睡眠，因为身体需要为降温或保

① 一个标准分量的酒精相当于 10 毫升或者 8 克纯酒精。

暖更努力地运作。在晚上，我们的身体会自然开始降温以促进睡眠，我们可以使用一个小技巧来进一步诱发这种感觉。睡觉前洗个热水澡，你的核心温度会上升，然后随着身体冷却温度下降，会产生睡意。你可以顺势将之作为你睡眠仪式的一部分（如下），让自己自然地进入昏昏欲睡的状态。

在进化的过程中，我们每天都要移动身体，所以如果你长期伏案工作，或久坐不动，就像现代社会中的大多数人一样，试着在你的日程安排中纳入一些运动—— 否则，你的身体就没有机会消耗一些能量。然而，在睡前三到四小时内，你要避免剧烈运动，因为这将会重新激活身体。

在就寝时让妄想失去活力

睡前对睡眠的干扰性思考也可能会成为障碍，但我们中的许多人也会在脑海中一遍又一遍回放当天的事件——有时这甚至不是当天的事情，而是几周、几个月或几年前发生的事情。这些心理感知和对过去的失态、错误或遭到的轻慢进行的投射，激活了与生俱来的应激反应，出现了反刍并担心再次发生的情况。你可能会忆起，也许 10 年前在婚礼上，你忘记了某人的名字，你涨得满脸通红，人们同情的眼光让你双手颤抖。通常情况下，一旦我们躺进被窝，大脑就会浮现出无数个失误的情节——通常是瞬间浮现，人们常说他们觉得自己无力阻止这些内在的叙事。研究表明，这些无益的思维模式是睡眠的克星，

因为睡眠永远无法克服应激反应——在面对（真实的或想象的）威胁时，我们求生的欲望太强烈了。但有一个简单的技巧可以让这些想法失去活力，这是我在晚上睡觉时最喜欢使用的方法。

每隔一秒在脑海里念一次“The”这个词。“The”这个词没有情感内涵，所以它不会触发应激反应，但专注地念诵这个词的行为，会让大脑保持足够的注意力，这样就不会陷入悔恨过去和担忧未来的深渊，从而影响你的睡眠。

利用心理关联的力量，编写你的就寝程序

在第 4 章中，我们看到了心理关联如何对我们产生负面影响，从而通过小 T 创伤激活应激反应和回避型行为。但我们可以利用心理关联的力量做好事，而不是做坏事！

我们本能地知道，孩子们需要一个放松程序来失活，但成年后，不知何故，我们忘记了这一点。真的，在生命的旅途中，我们不过是一群大孩子，所以我们能够从小孩的放松程序中汲取一些经验，将某些活动与睡眠时间关联起来。通过设置一系列的提示，我们可以慢慢让大脑失活。尽管我们中的许多人都希望大脑能像灯的开关一样工作，事实上根本不是这样的。但是，我们可以编写一个就寝程序，逐渐关闭大脑中嗡嗡作响的“电脑”。

就寝程序

在睡觉前 60 到 90 分钟，关掉电视、平板电脑、电脑，并停止其他任何刺激性的活动，开启你的就寝程序。

取而代之的是，选择一种让人放松的活动，比如阅读、听舒缓的音乐、听冥想录音，或欣赏艺术作品。

你可能还想尝试通过洗澡来降温的技巧。为什么不用舒缓的灯光、蜡烛、香味等来尝试一下迷你 SPA 呢？

轻柔的拉伸练习和呼吸练习也可以作为放松的一部分。

你也可以提前写出明天的待办事项清单，以此卸载你头脑中的负担——这样，当你在夜间醒来的时候，内心就不会急于提醒你第二天的任务。

其他形式的写作也可能是有益的——作为就寝程序的一部分，写日记是释放当天活力的另一种方式。

通过实验找出适合自己的方法。记住，建立不同的心理关联，并采用全新的神经通路重新连接大脑，这可能需要时间。但是一旦这些心理关联得到加强，你会发现，只要开启自己的就寝程序，就会让你感到困意来袭。

梅格博士的日志提示：安稳入睡

1. 你今天的关键词是……想想你为什么选择这个词。

2. 写下今天你想留下的东西。

3. 接下来，写下你想以什么迎接明天。

4. 为明天指定一个“每日词汇”。想想对你来说，这个词意味着什么。

第 9 章的关键小 T 创伤信息

睡眠问题在全世界都很普遍，由于我们需要睡眠来恢复体力，进行日常活动，因此，对于身心健康来说，我们必须弄清楚可能导致这一主题的小 T 创伤。虽然高度敏感者可能希望高度适应环境，因此更容易在睡眠中醒过来，也容易在就寝时想入非非，但睡眠障碍绝不是高度敏感者独有的。了解睡眠质量不佳的驱动原因，接受自己的独特性，采取策略调整生物钟，这些都会帮助你睡个好觉。

第10章

转变、转变、转变

在本章中，我们将探讨：

- 人生阶段和社会时钟
- 道德损伤
- 在临界空间内跨越转变
- 更年期和“上有老，下有小”一代
- 放手，继续前进

当我还是一名心理学本科生时，人们非常关注儿童的心理发展，但很少关注整个生命周期的发展。发展心理学倾向于采纳阶段理论，即儿童在确定的年龄范围内按顺序经历各个阶段。记得当时我心想，这并不是完全准确的，即使一个孩子发育不在相应的阶段内，也不意味着他们有什么问题，或他们的成长是“延迟”的，因为人类个体之间具有很大的差异。现在，我的大多数同事也都同意，阶段理论并不是一个僵化的里程碑，它更多的是只具有指导意义，尽管我们已经习惯使用发展基准，但它们实际上会造成大量焦虑。尤其是父母，他们会被各种里程碑所困扰，这是可以理解的，但只有在取悦他人的时候，有些孩子才符合某些标志！然而，这种理论也不限于儿童，在大多数文化中，人们普遍认为，作为成年人，我们“应该”在人生的特定时间达到某些里程碑。如果我们没有越过这些无形的标线，这种“未达标”的感觉本身就是造成小T创伤的一种形式，因为我们观察别人，相信在某种程度上，他们已经符合了这些里程碑。在此，我想向大家介绍弗雷亚（Freya）——一位可爱的年轻女性，她在30岁生日的人生节点找到了我：

> 我知道这很傻，但我发现一想到30岁就很害怕——我觉得目前为止一事无成，我甚至不知道应该做什么，不是说工作的事情，而是要不要维持现在这段感情等。我想我永远都买不起房子，没有稳定的家，我们怎么能考虑生小孩呢？所有事情，我的意思是一切前景，似乎都模糊不清，当我试图与我的家人谈论这个问题时，他们只是敷衍我，说车到山前必有路——但是路在哪里？我甚至不确定我是谁，或者说我应该是谁——我似乎一直在后退，因为当我开始工作时，我知道，或者至少我认为我知道，而现在我完全不知道。我不知道自己要去做什么，也不知道我的生活应该怎样——我该怎么办？

当然，我无法回答弗雷亚的问题，因为解铃还须系铃人——我们只是需要通过三 A 法则来探索答案。

到底是谁的阶段?

我认为，最著名的阶段理论包括埃里克·埃里克森（Erik Erikson）的“人类发展的心理社会性阶段”（Psychosocial Stages of Human Development）和丹尼尔·莱文森（Daniel Levinson）的“人的生命四季”（Seasons of a Man's Life）（见表 10.1）。这两种理论都认为成年期是从 18 岁开始发展的，有许多明确的发展阶段，包括成年早期、成年中期和成年晚期。在社会学和心理学上，我们对人类的很多理解都是基于此类理论，但有必要考虑一下这些概念是在什么背景下产生的。埃里克森的理论发表于 1950 年，莱文森的理论发表于 1978 年。如果我们想一想当时那几十年人们的生活是怎样的——例如，性别角色是如何发挥作用的——我们就会明白，为什么应该对此类现在广为接受的阶段理论持保留态度。而且，莱文森理论的标题——“人的生活”（用的是“man”）——也充满偏见，这反映了一个事实，即他和大多数心理学家、研究人员和科学家进行研究并得出结论的主要对象是顺性男[①]（cis male）。事实上，莱文森后来对一

① 顺性男：指出生时生物性别是男性，自己也觉得自己是男性。

些女性进行了访谈，毫不奇怪的是，他发现她们与男性存在着差异。然而，由于此类模型旨在确定成人生命周期中的共同主题，因此它们本质上确实是在将人进行生硬的归类，排除了人类经历的复杂性和多样性，以及个人背景的影响。

表 10.1　埃里克森理论和莱文森理论的比较

发展时期	埃里克森的心理社会性冲突	莱文森的转变点 / 危机点	社会和生物时钟张力
成年早期（20–40 岁）	亲密对孤独	成年早期转变期（17~22 岁）	完成学业，开始第一份工作，寻找伴侣
		30 岁转变期（28~33 岁）	以伴侣和职业选择为重心，为人父母
成年中期（40–65 岁）	繁殖对停滞	中年过渡期（40~45 岁）	未实现的家庭和事业梦想成为焦点，围绝经期
		50 岁转变期（50~55 岁）	空巢；绝经；上有老，下有小的压力
成年晚期（65 岁 – 死亡）	自我完善对绝望	成年晚期转变期（60~65 岁）	接纳生活选择、被迫或自愿退休，健康恶化，成为祖父母

关注小 T 创伤：科学研究中的性别偏见

当莱文森发表他的理论时，这个标题可能根本没有引起人们的注意——直到不久以前，在科学和医学研究中，人们还普遍认为女性的身体（以及与此相关的思想）

太复杂而无法研究。现在看来，这似乎令人惊讶，但在人类、动物甚至细胞的探索中，绝大多数突破性的研究是基于雄性。毫无疑问，这也影响了心理学研究和心理学理论的形成，人们从 20 世纪 70 年代以来就开始意识到这个问题，但是，许多成人生活转变和发展的模型，在很大程度上仍然是基于以前的观念，所以我们有必要始终警惕这一点，以及其他人口统计学中的偏见。

成人心理社会性发展

虽然这个研究和理论体系存在偏见，但我们不能忽视其中许多有价值的发现——主要是在整个生命中，我们经历了不同的发展阶段，在这些阶段有许多转变期，通常被称为“危机”。如果我们并排比较埃里克森和莱文森的理论，特别是前者的心理社会性冲突和后者的转变点，我们就可以构建转变与小 T 创伤的关系图。一般来说，转变本身并不是导致小 T 创伤的原因，更确切地说，小 T 创伤可能会使人们更难以渡过生活中的转变性危机，或心理社会性冲突。弗雷亚的描述听起来确实像是一场危机——事实上是一场转变性危机——我们需要在三 A 法则的觉知阶段做一些工作，以发现是否有一些小 T 创伤让她陷入人生的困境。

“我太年轻，这种感觉对我来说太早了！”——转变危机

莱文森的理论明确包括30岁的转变期，有时也被称为青年危机。当然，不是每个快到30岁的人都会有危机，也可能在更晚的时候发生——尽管如此，我们在生活中的不同时期都会经历各种转变。然而，关于转变危机的主要研究毫不意外地集中在“中年危机”上——这个短语最早是由加拿大精神分析学家和社会科学家埃利奥特·贾克斯（Elliott Jaques）博士在1957年提出的。他在研究中观察发现，中年人（但大多数是男性）表现出现在所谓的经典中年危机行为，他们努力让自己显得年轻，购买跑车，寻欢作乐，以努力保持青春，希望避免不可逆的身体衰老和最终死亡。

但在贾克斯博士的报告中，最有趣的是，那些没有实现自己和社会期待，无法达到人生里程碑的人，似乎比其他人更强烈地经历这种危机状态，较之那些在特定时间点完全达到人生所有社会文化里程碑的人，他们在更大程度上受到这种转变的折磨。换句话说，当人们环顾亲朋好友和社交媒体时，“就我这个年龄而言，我表现得怎样？”这个问题经常在耳边响起，处于30岁左右成年初期的人也往往如此。

社会时钟——一个比较的基准

在讨论生命的里程碑时，我们经常谈论生物钟——至少会

谈到妊娠过程——但很少谈论社会时钟。像生物时钟一样，社会时钟也在与时间赛跑，我们根据年龄来检查社会和文化期待中的重大生活事件，例如获得第一份工作、建立稳定的感情关系，或结婚、买房、晋升和退休等。社会时钟似乎是一个普遍现象，以至于有人用它开发了一款桌面游戏。直到去年圣诞节，我的侄女和侄子想玩孩之宝（Hasbro）的《生命之旅》[①]（*Game of Life*）时，我才重新想起这款游戏——除了蓝色和红色的人偶外增加了一些设置，其他没有太大变化。这款游戏恰到好处地展示了社会时钟在许多文化中的普遍性。然而，从这个儿童桌面游戏中，你永远也无法理解社会时钟是如何影响人们的，以及这种影响的程度如何。就像心理学中的许多事情一样，如果你相信它很重要，那么它就会很重要——但你在幕后看到的情况通常并非如此。

如果我们回顾弗雷亚的叙述，会发现有很多“应该”“假如”和“肯定”——这些都是非黑即白的思维形式（第 4 章）。但是这种将我们的生活旅程概念化的方式，并不是弗雷亚作出的误判；这是某种类型的小 T 创伤，身处一个支持社会时钟概念的环境中，就会产生这样的小 T 创伤。为了帮助弗雷亚掀开幕布，窥视这个社会文化造成的小 T 创伤，我们通过一项练习

① 《生命之旅》：一款美国电脑游戏。主要模拟和显示的图像颇似生命的出生和繁衍过程的游戏。——编者注

开始了她的三 A 法则之旅，使她能够俯视她到目前为止的人生历程。

三 A 法则的第一步：觉知

练习：生活坐标

我经常对像弗雷亚这样处于人生十字路口的客户使用生命坐标技术，因为它有助于放大并提高觉知。我们拿出一张白纸，把弗雷亚的出生日期写在直线的左边，如下所示：

出生日期 ______________________________

然后我让弗雷亚回想自己的经历，并把它们记在生活坐标（见图 10.1）上——你也可以按照这个方式制作生活坐标：

- 对你来说意义重大的里程碑或事件——不要担心社会惯例的规定——在特定日期之前应该完成什么？
- 你引以为豪的成就或感悟，或深刻改变你的事情。
- 把积极的事情写在生活坐标的上面，消极的事情写在下面。每条线段的高度应反映该事件对您的影响程度，这样你就可以了解生活中最具变革性的内容（包括好的和不那么好的）。你也可以记下事情发生时的年龄，从而获得一个更清晰的时间表。

用几个单词或短语描述每件事，这是很有用的。

接下来，考虑以下探索性问题，以帮助你在三 A 法则中的觉知阶段发现更多的细节：

- 在人生中，你克服了哪些障碍？怎么克服的？
- 在人生的高潮和低谷期间，你对自身有怎么样的发现？
- 你能在自己的生活坐标中看到任何一直保持或经常出现的价值观吗？

现在，退一步，回顾一下你的人生坐标，但要将之视作别人的坐标来看待。以局外人的身份观看这个生活坐标，你对这个人有什么样的看法？

通过观察弗雷亚的生活坐标，她的小 T 创伤和一些重大生活事件都成为焦点。你可能还记得，在第 1 章中，我们简要地谈到了小 T 创伤和生活事件之间的区别——后者是更明显和值得注意的经历，大多数人会认为这些经历具有挑战性或变革性。弗雷亚已经经历了很多这样的生活事件——转学、入学、升学、杰出的个人成就、搬家——这些事件确实对她产生了影响。但我们更感兴趣的是小 T 创伤，这些更微细的印记和伤痕吸引了我的注意——其中一个是弗雷亚在工作中遇到的棘手问题。

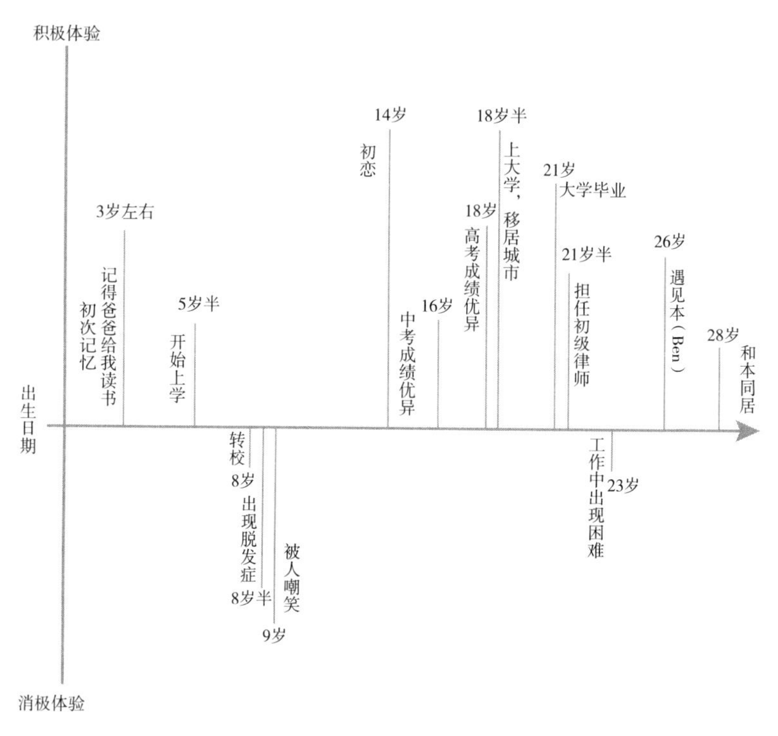

图 10.1　弗雷亚的生活坐标

成人世界里的孩子

弗雷亚是一名专攻家庭法的初级律师，当时她正在处理一件剑拔弩张的离婚案，该案件涉及两个孩子。她很清楚，不管如何进行财产分割，都令人不悦，但她完全没有料到这个案子会变得如此不堪。弗雷亚的客户为了达到自己的目的，用尽了一切手段，弗雷亚说，就在这时，她对自己的人生道路开始产生了巨大的怀疑。她过去一直学习，当时欠下了大量的学生贷款——弗雷亚知道，以她的年龄而言，她的收入已经相当不错了，但她开始觉得，这一切都是以她的道德底线为代价换来的。她提到，此时她觉得自己像个小女孩——虽然已经成年了，但在这种情况下完全无助，因为作为一名初级律师，她别无选择，只能继续处理这个案子，否则就可能失去工作和事业，永远无法获得组建自己家庭所需的经济保障。

关注小T创伤：道德损伤

道德损伤的概念最初源于武装战斗和紧急医疗案件等情况，在这些情况下，个体目睹、未能阻止甚至执行违背其核心道德价值观和信仰的行为。在新冠疫情期间，有许多关于道德损伤的报道。对于一些重病患者，医护人员不得不根据配给进行治疗，这影响了这些病人的治疗进度，违背了医生对所有患者“不伤害”的誓言。然而，在任何环境中，只要存在不公正、目睹残忍行为、

> 个人地位降低，或任何其他违反道德准则的行为，任何人都可能产生道德损伤的感受。由此形成的小T创伤通常是从困惑开始，然后演变成对他人的怨恨，以及对自身行为的内疚和羞耻感。像所有小T创伤一样，如果这发生在战场，我们会更容易发现它——但当发生更细微的道德损伤时，例如弗雷亚的案例，人们会发现这很难获得讨论，但也很难忍受。

我的同事、教练心理学家希拉·潘查尔（Sheila Panchal）对步入30岁的转变期或青年期的转变进行了一些具有启发性的研究，发现在弗雷亚这样的人生阶段，对自己职业轨迹进行回顾的情况并不罕见。对他们来说，在人生前期投入大量时间和金钱后，发现结果并不像人们宣扬的那么好，这是一个挑战。与此同时，人们有一种强烈的渴望，想要提高自己的薪水和地位——在生活成本高昂的年代，这种渴望显得更加强烈。对于步入30岁的人来说，享乐主义的黄金时代渐渐消退，他们开始不再认为自己的青春永驻，也觉得自己不能过度消耗精力了。事实上，我想说的是，现代社会，步入30岁带来的危机体验尤其令人生畏。

对于弗雷亚来说，她所经历的道德损伤也让她质疑自己的职业选择，并在一定程度上质疑她的亲密关系。如果我们再看看本章前面的**“成年心理社会性发展”**表 10.1，可以把这两种内部斗争看作亲密和孤独之间的冲突。在我们生命中的某个时刻——可能是在 30 岁左右，但也可能更早或更晚——在亲密关系的需要和独立的渴望之间存在着情感和心理上的张力。很明显，这样的工作经历让弗雷亚在需要支持时感到孤立无援，但她确实也想让自己表现得独当一面。这样的张力让弗雷亚觉得自己悬浮在空中，没有依靠，倍感困惑。

三 A 法则的第二步：接纳

当谈到小 T 创伤的转变主题时，就要进入三 A 法则的接纳阶段，我们最好暂停片刻，思考弗雷亚发现自己所处的这个空间。

临界空间

“临界空间”（liminal space），或中介状态，是介于两者之间的状态，我们可能会被困在其中。这种“黏滞感”让人感觉不舒服，其特点是困惑、模棱两可和缺乏理解——正如在第一次和我见面的时候弗雷亚所透露的那样。这有点像你在当下亲眼看着脚下的地面在下沉——你质疑所有关于自我、社会角色和社会结构的认知，发现自己一只脚卡在过去（前临界），另一只脚试探性地抓住未来（后临界），并为此经常感到苦恼。从文化上讲，我们知道人们可能会被困在这样的临界空间，这就是为什么人类通过许多仪式和典礼，帮助大家尽可能顺利地从一个状态转变到另一个状态——这通常被称为“生命礼仪”（rites of passage）。但是，即使有这些礼仪，要想在临界空间的阴霾中找到自己的路也是很有挑战性的，而且这些传统可能会与前述那些过时的年龄和阶段概念关联在一起。

练习：转变洋葱

当你处理一个棘手的转变问题时，为了帮助你通过这个临界空间，并进入三 A 法则的接纳阶段，这里有一种我喜欢称为“转变洋葱”的技术（见图 10.2）。洋葱的中心是你现在正在经历的转变——将它写下来。接下来，按照下面的例子画出洋葱的每一层——添加你觉得在这个转变过程中对自己重要的东西；它可以是经验和小 T 创伤的混合物。思考以下各项类别，探索是什么影响到你洋葱中心的转变经历。

- 你的各种关系、依恋和连接：它们可能来自早年生活，也可能来自你认为对转变阶段有影响的现在关联。

- 你的生活经历，包括你的小 T 创伤：你可能在这本书中发现了不同的小 T 创伤例子，并反思其中一些可能让你陷入困境的小 T 创伤。
- 你身处文化背景和社会环境：这取决于你正在经历的转变期，例如，如果你在转换职业或退休，就写下你的工作所在单位或你所在的社区；在进入伴侣关系、为人父母或亲人去世的时候，你就可以写下相关的宗教和信仰；如果某些社会观点可能会影响到你对这种转变的感受，你也可以写下来。

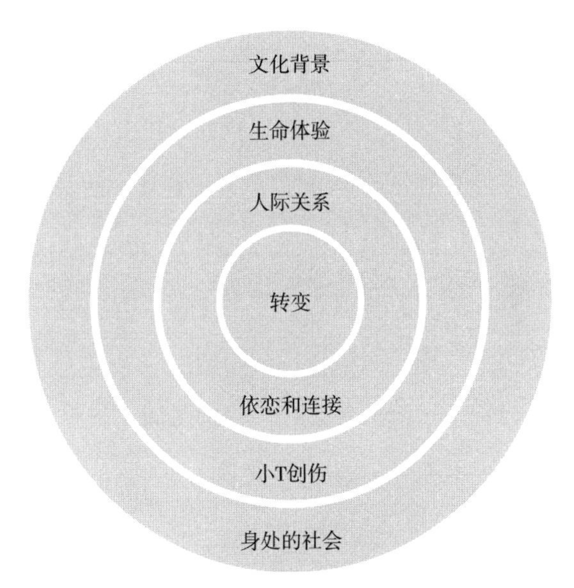

图 10.2　转变洋葱

这里的重点是强调我们生活的不同层面如何影响我们转变的体验方式。换句话说，即使你有黏滞感，也很少是自己创造的；相反，正是我们身处的这个更广泛的背景，把社会时钟的期望施加给我们。

这也正是接纳的概念真正发挥作用的地方，就像我们在这本书中探讨的很多小 T 创伤一样，我在这里旨在把我们的生活经验和影响这种经验的事物联系起来。只有建立这些联系时，我们的孤独感才会消退，才能开始朝着三 A 法则的第三步行动阶段努力。尽管做完此练习后，这些个人因素、社会期望和联系往往显得非常明显，但是，我们还是常常错过生活中的接纳阶段——这往往对我们不利。让我们以“为人父母的转变”或“不为人父母的转变”为例。我认识的很多人选择不生孩子，但是在该决定的临界空间挣扎，直到我们有机会去探索一些社会时钟的期望，并根据“转变洋葱”，了解背景中的每一层是如何使得他们难以从前临界状态转变到后临界的接纳状态。生儿育女的文化和社会压力给每个人都带来了很大的挑战。我曾经遇到过一些客户，他们在生命历程的不同时间点有了孩子，他们觉得受社会时钟的影响，自己在错误的时间（过早或过晚）生育了孩子。这给我们带来了重要的启示，显示了我们的信念、期望和环境对我们转变经历的影响。换句话说，也许并没有“正确”的时间，只有适合你的时间。

如果我们暂时回到弗雷亚身上，她步入 30 岁危机的另一个关键因素来自“转变洋葱”练习——一个在她的生活坐标中没有出现的因素——与她的家庭背景有关。当我们讨论社会文化圈中的关系和依恋层时，弗雷亚提到，她觉得很难思考自己所经历的事情，因为她的妈妈正在与更年期作斗争——换句话说，像许多小 T 创伤一样，她觉得自己的感受不值一提，因为她的妈妈似乎正在经历一个“真正的转变”。除此之外，弗雷亚的妈妈在进行激素替代疗法（HRT）时，状态一直不稳定，一直深陷焦虑和易怒等一系列症状中。即便如此，弗雷亚的妈妈依然必须照顾她自己的父母（弗雷亚的外公和外婆），还要工作并支持弗雷亚的弟弟——她的妈妈似乎忙得不可开交。因此，在弗雷亚看来，妈妈的转变让自己的经历不值一提，所以，她没有向妈妈分享自己的感受，因为她害怕给妈妈增加负担。而这导致了压倒性的孤立感。

更年期和上有老、下有小一代

生命中有一些转变是由人类生理技能的明确变化决定的——更年期可能是成年期最明显的一个节点。人类的寿命越来越长——自 19 世纪 40 年代以来，最富裕国家的预期寿命几乎呈直线增长，每 10 年线性增长 2.5 岁，但更年期开始的平均年龄没有变化，为 51 岁。然而，围绝经期可以在此之前 10 年

（40 岁到 45 岁）就开始了。考虑到我们现在可以活到 80 多岁，一个生物学上的女性，她的围绝经期、绝经期和绝经后的总时间可能会长达寿命的一半，而不是像以前一样只有平均寿命的四分之一。在世界上许多地区，人们生育的年龄也越来越晚，这一切都导致了一个家庭同时面临更年期症状、“啃老族”的子女、照顾高龄父母等一系列问题。

由此带来的大约三分之一症状，严重到足以扰乱该生理转变期的日常活动——对许多人来说，可能会超过十年的时间。围绝经期的一些早期症状包括高度焦虑和不知所措的感觉。我遇到过无数的客户，她们被初级保健医生开了抗抑郁药，后来找到我。虽然药物有其作用，但更年期的症状与所谓的上有老、下有小一代同时出现，可能会在这个时期带来巨大的挑战。如果人们认识到这一点，就会带来很大的帮助，从而采用更具有持续性的应对方式。

我们所说的“上有老、下有小”与弗雷亚的解释类似，其中存在双重照顾责任——而这通常是埃里克森理论中“繁殖对停滞”之间出现冲突的地方。繁殖就是在世界上留下你的印记，并为下一代做出贡献，而这往往被视作一个目标。但我们也需要照顾好自己，以减少停滞的可能性，如果处于上有老、下有小阶段，不仅需要更多地照顾父母，还需要支持孩子，这可能会很艰难。弗雷亚似乎本能地意识到了这一点，所以不想让妈妈的负担变得更重。

然而，弗雷亚并没有考虑到更年期并不全是坏事这一事实——剑桥大学的一项研究报告说，在更年期和绝经后，女性感觉更能敞开心扉，说出自己真实的想法。更年期也会导致信心和力量的激增，人们报告说，在更年期，她们更能适应自己的感受，更少感到压抑。一旦症状得到适当的解决，那就是如此。我要反复强调的是，更年期的身体和心理症状非常真实，令人感到虚弱，但是通过适当的治疗，人们完全可以重焕生机。因此，讨论这些话题以及弗雷亚的妈妈正在经历的冲突类型是大有裨益的，因为与妈妈的公开对话，为她打开了重返亲密关系的大门。

三 A 法则的第三步：行动

转变小 T 创伤中的行动阶段在很大程度上与跨越临界空间有关，并将从以前的转变中学到的东西带到新的转变中。这些练习可用于任何转变危机，因此请关注你目前正在经历的事情。

练习：转变危机的拔河之争

这是一个能够让你在临界空间产生深刻转变的练

习，帮助我们通过三A法则的接纳阶段进入行动阶段。首先想一想一直困扰你的事情——然后按照以下方式进行练习：

把这种困扰想象成超级英雄的克星——你也可以将它想象一个怪物、恶魔，或任何其他强大、邪恶的角色，但它必须有能力摧毁你的东西。

你们都站在火山顶上对峙，脚下的火山深不见底，中间是热烈喷发熔岩的火山口。你能感觉到喷涌到脸上的热量，知道火山熔岩一直向下延伸到地球的中心。

你和那个超级坏蛋在火山上展开了激烈的拔河之争，双方都在拉一根粗绳子。

你渴望将对手拖进火山的熔岩里，这种渴望让你难以抗拒，因为这决定了你的生死。你用尽了所有的力量，但对方和你势均力敌。这就像一场真正的战斗。

现在……放下绳子。

你感觉如何?

我非常喜欢这个练习，因为它能立即带来心理上的转变。阅读该描述时，你有什么感觉?如果你找不到合适的词，请参考第3章的情绪之轮，或者用任何适合自己的方式涂鸦出你的感受。

这个练习帮助我们看到，这场战斗的根源在我们的内心，来源于我们自己的想法和期望，它们会成为转变危机的焦点。当我们只关注这场拔河之争的时候，就无法在当下找到解决方案帮助我们跨越转变期。这就是采用三 A 法则是如此重要的原因——如果没有觉知、接纳和行动，我们可能会迷失在挣扎中，耗尽我们所有的精力和资源，在同一个地方苦苦战斗、在原地拼命奔跑，或者独自一人与自己进行拔河比赛，拼命地拉扯绳子——坦率地说，这不仅让你感到筋疲力尽，爱你的人也会觉得筋疲力尽。

未来信函的练习

要弄清楚如何进入行动阶段，请想一想在未来的某个时间，你处在完美的后临界空间。考虑你生活的不同层面——无论是大事还是小事，抑或是看似微不足道的事情——想象一下，它们在时间机器中会是什么样的。

现在，拿起笔和纸（务必用手写），以未来自己的视角写一封信给现在的自己。你可能想回到第 2 章，并思考**“生活评估”练习**中的每一项——你对每一项的实现情况有什么样的感受？记住，对你来说，有些因素可能比其他因素更重要——在家庭和个人自由面前，财务安全和职业可能显得黯然失色，你也许更重视财务安全和职业，这完全取决于你看重什么。

站在未来的视角，用你自己的话详细探索自己现在的状态——描述你的感受、背景和环境、你的想法，以及你每天采取的行动方式。下面是一些教练性心理学的提示，可以帮助你进行记录：

> 想想生活中对你最重要的梦想——它们是什么样的？
>
> 如果你有无限的资源（不仅是金钱，还有时间、支持和鼓励），你打算做什么？
>
> 试着不要让当前的能力局限了自己的梦想和雄心，而是要考虑自己的潜力。
>
> 这将如何改变你的人际关系、工作和健康质量？

我经常让大家进行这项练习，因为它有助于缩小“未来”和“现在”之间的差距，并让他们跨越临界空间，取得进步。

对弗雷亚来说，这个练习表明她仍然热爱自己的事业，但更需要来自家庭（包括她的妈妈）和工作上的情感支持。但不是所有的故事都有一个童话般的结局——至少在现实生活中不是这样——所以我想告诉你们的是，在接受咨询的过程中，弗雷亚与她的伴侣分手了。她承认，她感受到的社交时钟压力很大一部分与对方对生活“应该”怎样的期望有关，在处理“亲密—孤独”的冲突中，弗雷亚觉得有必要摆脱浪漫的两性关系，因为她感受到对方对自己的期望。事实上，在转变危机点上，弗雷亚倾向于孤独的那一面，这让她获得更多的独立性，从而帮助她在生活中与其他人建立更紧密、更有意义的关系。她不再那么在乎社会时钟的嘀嗒声，这让她摆脱了“黏滞感”。

转变的长期计划

转变最困难的地方是它会令人猝不及防——小 T 创伤与此有很大关系，因为它会触发临界阶段，就像弗雷亚经历的道德伤害一样。然而，我们也知道，有一些转变是我们大多数人都会经历的，当然我们也不要忘记每个人的文化和社会差异。成年后期的一个例子是退休，这通常是埃里克森所说的成人发展的最后一个冲突——自我完善与绝望的冲突。自我完善就是反思自己的人生，并对我们的成就感到满意，而如果我们充满遗憾或觉得生命被浪费，就会产生绝望感。

无论是有偿工作还是义务工作，也无论是家务活还是公司工作，都能让我们具有一种使命感，让生活按部就班地进行，也成为我们自我认同的一个重要方面。此外，大多数工作提供的社交网络和友谊对我们的幸福至关重要。这就是为什么退休会让人们感到困扰，事实上，许多人在退休后会患上抑郁症，如果他们由于健康恶化、需要照顾家人，或无法找到新工作而被迫退休，情况更是如此。尽管人类的工作方式已经从“为生活而工作”转变为更灵活的职业类型，但我们大多数人都会发现，自己的工作生涯在某个时候面临终结。虽然有很多方法可以恢复工作带来的心理抚慰效应，例如，志愿者工作、业余爱好和开启一段新的感情，但还是有一些心理障碍让我们无法真正享受退休后的岁月。

研究表明，对衰老持负面态度的人往往更难以应对退休，因此，如果你对退休、衰老或任何其他转变感到忧虑，可以采取以下一些方法，让此过程更加顺利：

- 如果你即将退休（或者只是考虑换个职业），问问其他现在“没有工作”的人，让他们谈谈退休后三个最满意的方面，以及他们希望当初在退休前应该做好准备的三件事。这样的做法适用于每一次转变——不要坐在黑暗中害怕未知，在行动前借鉴别人的经验和智慧。
- 在更大的文化和媒体环境中找到积极的榜样——我们往往觉得，只有年轻人才需要榜样，但其实任何年龄段的人都需要借助榜样的力量。观察每个榜样身上你所欣赏的品质，以及他们在转变阶段如何展现自己的价值，并考虑如何将这些品质融入自己的日常生活。例如，你可以把退休后走上舞台表演脱口秀的同事作为自己的榜样——这并不意味着你也要上台表演 30 分钟，但你可以在家庭生活中发掘自己的幽默感。

- 最后，回顾过去成功的转变经历，找出你在跨越坎坷道路时所凭借的内在品质——也许是你的谦逊、忠诚或正直，帮助你度过了转变期，也许其实是你的幽默感让你到达彼岸。深入挖掘——你过去可能没有经历过同样的转变，但可以凭借你的核心价值观在未来跨越这样的转变，从而踏上人生的下一个台阶。

梅格博士的日志提示：转变

1. 生活中哪些方面会让你感到吃惊？它们以什么样的方式让你吃惊？

2. 想想青少年时期的自己——你会向现在的自己提出哪三个问题？

3. 有什么是你现在知道是正确的，但是一年前你不知道？

第 10 章的关键小 T 创伤信息

转变是生活的一部分，但这并不意味着它们总是可以轻而易举进行。通过觉知其他人的经历，使转变阶段正常化，是驾驭这个小 T 创伤主题的良好起点。放下自己过去的身份，开启人生的新阶段——接纳这一点也是有帮助的。最后，为你未来将面临的转变提前进行计划，这不失为一个很好的方法，在这个小 T 创伤主题上，这样做能够加强你的心理免疫系统。

第11章

跃入深渊，而非凝视深渊：你的生命小T创伤处方

在本章中，我们将探讨：

- 生命的三 A 法则
- 如何跟着箭头走
- 如何限制选择过载
- 为什么善意是关键
- 改善生活的处方

这是我们共同旅程的最后一章。我希望你们在现在和将来至少能够运用本书中的一些小 T 创伤练习。仅仅认识到小 T 创伤是一个真实有效的概念，也会有很大的好处。本书还有很多小 T 创伤没有涵盖到，所以我想说的是，如果你经历过让你感到不舒服、自我贬低或对自己产生怀疑的事情，这很可能是小 T 创伤的一种形式。

但总有一天你会跃入深渊，而不只是凝视深渊。凝视深渊，最后深渊必定反过来凝视你——这个观点是德国哲学家弗里德里希·尼采（Friedrich Nietzsche）提出的，就像所有伟大的哲学名言一样，人们对它有各种各样的解释，其中一种解释是：

过于深入地观察人类内心的黑暗区域会导致迷失自我。如果我们探讨这个概念与小T创伤的关系，就会发现，长时间沉迷于生命历程中的残酷现实和困境是危险的——如果只是觉知，而不接纳，也不行动，就会有这样的危险。因此，我现在向你们提出的挑战是，把你所学到的知识与本章最后的教导结合起来，掌控自己的过去，充分地生活在当下，从容地跃入美好的未来。

生命的三A法则

在本书中，我们所介绍的治疗采用的是我的觉知、接纳和行动的三A法则。你可以用这个方法来解决自己遇到的所有困难——你练习得越多，就越能娴熟地掌握这些重要的心理技能。像任何技能一样，使用三A法则也会熟能生巧——你的大脑会更容易地进行觉知，你会更容易接纳日常生活中复杂棘手的问题，并有能力采取行动，过上最充实的生活。

三A法则的第一步：觉知

你的人生目的是什么？

哎……这个简短的问题实际上包含了一个宏大的概念。有些人终其一生都在试图弄清楚自己的人生目的，对此，我有话要说。通常，当人们有了孩子后，他们表示终于知道自己的人生目的：照顾和抚养后代。还有一些人在工作、公益活动或两者的结合中找到人生目的。然而，这可能是症结所在——面对如此多的选择，我们如何找到自己的人生目的呢？

练习：跟着箭头走

为了缩小选择范围，让我们玩“跟着箭头走”的游戏。下面的每一项都是一个核心价值，你可能非常重视，也可能不那么在意。对于每一项，如果你非常重视它，就把箭头指向右边，如果你对它不感兴趣，就把箭头指向左边。

艺术技能

体育 / 运动

商业 / 赚钱

创造力

独立性

音乐能力 / 鉴赏

政治 / 社区

友谊或亲情

宗教价值

幽默感

当下的自发性/活在当下

上面的列表并不详尽，你也可以添加自己的项目。

现在，看看哪些箭头指向未来？花点时间思考一下：为什么这些项目对你很重要？

这些是你的核心价值——你独有的一组明灯，它们将帮助你找到有意义的生活目标，并在你偏离方向时照亮你回家的路。这里的诀窍是：你可以拥有不止一个——我们可以选择许多价值、目标和人生道路。很多时候，人们告诉我们，必须找到我们真正的人生目标——这有点像唯一的真爱——但这太苛刻了。我们打开心胸，就会发现生命是丰盈的、慷慨的。

接下来，问自己：

“我的人生是如何朝着某个（或某些）方向发展的？”

在继续阅读的时候请记住这个问题。

人生目的文氏图和西式生命价值

当你思考跟着箭头走的时候，你可能听说过日语里“生命价值”（ikigai）的概念——你可能很熟悉图 11.1。如果你不熟悉，这个理论指出，你的人生目标可以在生命价值文氏图的重叠部分找到——你喜欢什么、擅长什么、世界需要什么、你用来谋生的事情——它们会合的地方就是你的人生目的。

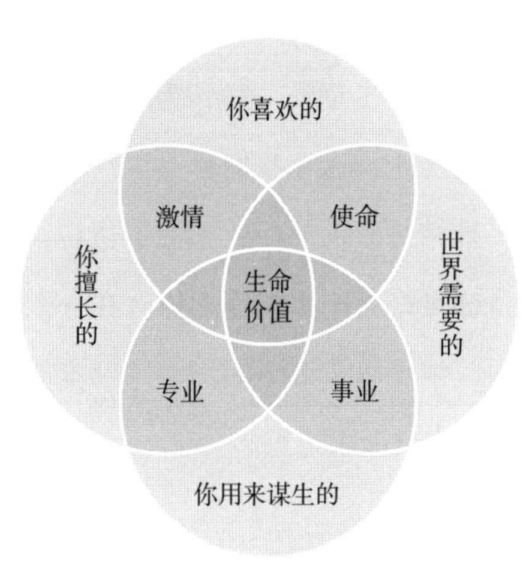

图 11.1　生命价值文氏图

我妈妈在日本度过了她生命中很重要的一段时光，所以我就这个框架向她咨询了一下。她说她认可其中的一部分，但觉得过于僵化，如果这个概念的最初意图是忠实于所有这些条件，她会很吃惊。从我的专业角度来看，我比较赞成我妈妈的看法。我还觉得，对于大多数人来说，必须满足所有这四种情况是过高的标准，是不切实际的。心理灵活性是心理免疫系统适应功能的核心组成部分，如果你更多地从这个方面考虑，你的人生目标可能是你喜欢做并擅长的事情（即激情），但不是你用来谋生的事情。因此，你可能还需要拿出一些时间来做一些世界需要的事情，而且你可以从中获得收入（在上述生命价值模型中，这将是你的事业），这是确保你仍然有时间实现让你富有激情的项目。

就像许多社会性小T创伤一样，为了过上美好的生活，坚持必须满足所有的规定，这让我们承受了巨大的压力，效果适得其反。这是一种结果驱动的西式生命价值观，而更传统的观点认为，人生目标是终其一生的连续体，在一生中是不断变化和发展的。然而，你可以在更多的生活领域添加一些自己独有的箭头，让你的人生更加丰富多彩。

外卖骰子和选择过载

如果说我在跌跌撞撞的一生中学会了什么？那就是人类是令人惊叹的。虽然我们渴望有无穷的选择，但是选择过多实际上对我们没有什么好处。在心理学中，我们有一个术语叫“选择过载”，指太多的选择会导致决策瘫痪。但是有一个简单的方法可以缩小你的选择范围，我在家也使用这个方法——我和我的朋友偶尔会吃外卖，因为有太多的选择，我们要耗费很多时间讨论到底要吃什么。所以，在某个圣诞节，我们不约而同地给对方购买了一个外卖骰子！我必须承认，在挑选礼物方面，我的朋友更胜一筹，他给我买的是一个可爱的个性化木制立方体骰子，而我则是从礼品店挑了一个塑料玩具骰子（大家好好想象一下！），但我们都意识到，我们需要一些帮助来处理选择外卖这样的琐碎问题。然而，随机选择工具的乐趣在于，它会让你的注意力更集中——有时候骰子可能落在“咖喱”上，但我们会意地对视着说：“不，我们去吃比萨吧。”这意味着，通过限制你的选择，你会更好地了解自己真正想要什么。因此，当你在思考你的人生选择时，采用排除法，只留下三个选项，把其他选项扔进垃圾箱去，你才有精力真正专注于生命中剩下的领域。

先试后买

你还记得“定制一只熊”（Build-A-Bear）商店吗？我想人们实际上称其为作坊，我可能又暴露了自己的年龄。然而孩子们喜欢这样的商店——家长也许不太喜欢这家商店，因为玩具很贵！但是，你在购买之前，可以去工作室选择玩具的类型、衣服、配件和许多其他附加组件。如果在生命价值上，你也能做到“先试后买”，那将会怎样？

斯坦福大学的兼职教授和设计项目执行主任比尔·伯内特（Bill Burnett）就是这样建议的。在他的研究中发现，放弃你当前的整个生活，这通常不会带来很好的结果，不如在你现有的生活中加入一些自制的箭头，看看能带来什么感觉。例如，你的一个箭头可能是“艺术技能”，但一想到要去成人大学接受美术培训，你就会感到不知所措。这样的话，不如将自己的艺术热情融入生活——也许可以通过家庭装饰为你的家庭增添艺术气息，也可以在拼趣网（Pinterest）尝试一些手工艺活动。就像制作毛绒熊一样，你可以探索自己适合什么，喜欢什么样的感觉，因为只有亲自尝试过，我们才能真正知道某件事是否会带来满足感。卖掉你在郊区的半独立屋，搬到远离电网的树林里，这似乎是一种奇妙的生活变迁，但只有生活在野外的时候，你才会发现自己是多么讨厌蜘蛛，你还会发现在野外种菜非常困难，这一切都变得真实起来。相反，也许你可以从工作中抽身休假一段时间，在卖掉房子、股票和家具之前，在大篷车里尝试生活几个月，体验那种远离电网的田园生活。这种生活方式的改变可能像人们说的那样好，也可能并非如此，但就像外卖骰子一样，在你将全新生活付诸实施之前进行尝试，可以让你更清晰、直接地体验自己的选择，而不会冒失去一切的风险。

三 A 法则的第二步：接纳

我想再说一遍，接纳可能是三 A 法则中最困难的阶段，也是经常被忽视的阶段。这可能是因为我们把生活中发生的坏事与作恶混为一谈——但事实并非如此。的确，我们可能会觉得没有人爱自己、我们不值得被爱、自我贬低，这些经历让人难以忍受。相反，我们经常将小 T 创伤合理化，认为我们一定是做了什么不好的事情，才会有这样的遭遇——但当我们转向接纳（而非认命）的时候，就能够建立强大的心理免疫系统，并且对自己更友善一点。这里提醒一下认命和接纳之间的区别——在此探讨一下接纳的想法是否会让你更舒服，以及接纳对你的自我感有多重要，这可能会有所帮助（见表 11.1）。

表 11.1　认命与接纳的区别

认命	接纳
僵硬的心理特质	灵活的心理特质
僵硬无力的感觉	行动有力的感觉
自我评判和指责	培养深刻的自我同情
匮乏的心态	富足的心态
放弃 / 屈从	重新调整，采取积极行动
在困境中默默忍受	从困境中不断学习
不断坚持	提高技能
不愿改变	欣然改变
抗拒	承认
评判导向	价值导向

透视小 T 创伤和心理免疫系统

现在来重新审视心理免疫系统的概念，在第 1 章末尾，我们将其与人体免疫系统进行了比较，后者在我们的整个生命周期中，保护我们免受病毒和细菌等一系列有害病原体的侵害。我们生来就具有一定的免疫力，但大部分免疫系统是在生命历程（尤其是在儿童早期）遭受微生物入侵时形成的。我们的身体对入侵者做出反应，正是这种身体反应导致我们出现各种症状，如咳嗽、流鼻涕和普通感冒时出现的疲劳。心理免疫系统的工作原理与此大致相同，当我们经历小 T 创伤时，这套系统会让我们出现应激反应和各种情绪，给我们带来不愉快的感觉。但是，生理和心理症状都很重要，因为它们让我们的免疫系统不断增强并适应环境。如果没有遇到挑战，我们就只能具有天生的基本免疫力——鉴于重大生活事件带来的困境，基本免疫力无法让我们保持良好的心理健康状态。

因此，通过对小 T 创伤的**觉知，接纳**生活中的种种擦伤和划痕，并采取积极**行动**，妥善处理这些经历，我们可以将这些小创伤转化为情绪抗体——这也被称为应对技巧。

换句话说，小 T 创伤的概念不是一种被动或认命的心态，而是一种掌控自己过去的方式，这样你就可以拥有当下，创造一个幸福美好的未来，而不再是苟且偷生。

警惕“但是”——小 T 创伤不是借口

从这个意义上说，小 T 创伤**绝对不是借口**。确保你不会让小 T 创伤以消极的方式接管你的生活的方法之一是，警惕你对

“但是”和“因为”的使用——无论是在内心独白中，还是在与人交谈的时候。

例如，如果你听到以下说法，请警惕你的“但是”：

“我想和我的朋友谈谈，但是她让我心烦意乱——太让我心烦了，所以我不想和她说话。”

将以上的话改成：

“我想和我的朋友谈谈，她让我心烦意乱——即使我很不高兴，我也会和她谈谈。”

不使用“但是”以后，我们为未来创造了不同的可能性。对于生活和人类情感的复杂性，这样做就提供了更加现实的版本——我们在对某个朋友感到心烦意乱的同时，还是可以深深地关心着他。然而，当我们使用“但是”的时候，就是在阻止前进，并被“但是”的高墙围困起来。将“但是”替换掉之后，我们就可以拆除这堵墙，向前迈进。

此外，在使用“因为”的时候要注意：

“我不想申请晋升，因为我过去的工作经历并不优秀。”

调整如下：

“我想申请晋升，虽然我过去的工作经历并不优秀。”

在这里，简单地软化语言并不能改变过去——当然，我们不能改变过去——但它缓解了我们的小 T 创伤对当下的控制。此外，注意你的意图，在内心独白或者与他人讨论时，你可以对自己的措辞进行调整，这样你就能不断推进，从而调整你的心理脚本，并避免使用“不能”“不会”，或“不要”等词语，代之以其他更加有能量的词语。

成为生命大片的剪辑师

不管是内心独白还是与别人交流，在调整讲故事的方式时，我们都可以进行扩充。上面的例子可以看作你生命大片剧本中的台词。就像任何大片一样，在故事搬上银幕的过程中，剪辑师起到了关键的作用。不同类型的镜头、帧和节奏都会影响电影的气氛，剪辑师使用这些工具，将我们的注意力集中在他想要讲述的故事上，并为特定场景增减放映时间。要想把这个应用起来，首先写下你的脚本大纲，包括事件、经历、小 T 创伤和任何造就你现在状态的其他关键时刻（这与我们在第 1 章中开篇的小 T 创伤问题相关联）。这些是你生命电影的触点，而不是解释，所以当你撰写脚本的时候，它们通常是在“但是”或“因为”之前出现的信息。在上一节的例子中，我们的主角想要见她的朋友——这是这个简单场景中的触点。现在，你可以围绕这个触点，尝试赋予行动不同的意义和结果。以上我们提供了两种可能性；你还能想出什么其他的？

我希望这个练习能帮助你认识到，你有选择权，不仅对未来如此，而且在解释过去和活在当下上，你也有选择权。

三 A 法则的第三步：行动

在我们对小 T 创伤探险的最后行动阶段，我想与你分享一些日常行动，这些行动可以同时支持身心——身体免疫系统和心理免疫系统。在我的研究中，无论是哪种症状、表现还是主题，从慢性疲劳到情绪性进食，从焦虑到心碎，这些基本原理都是完全适用的。

日常生活处方

在 20 年健康领域的研究和工作中，如果说我得到了什么启示的话，那就是我们的生活与自然世界越和谐，我们就越觉得充实，也越能获得平静的生存体验。这听起来有点怪怪的嬉皮风，但它也是符合科学的——无论技术让我们的思想和身体多么远离自然界，我们都是自然界的一部分。我们身体的内部运作和生理过程与太阳在昼夜 24 小时的节律同步。这样的节律不仅与睡眠有关，当然睡眠确实是一个非常重要的问题，因为在分子水平上，我们许多的生物节律都是受到环境影响而做出的反应。还有其他更长的生物节律，例如月经周期。

我们不是要对抗这些节律，而是要配合这些节律，从而增进身心健康，因为我们需要减少人工合成物的刺激或镇静作用，不管这些合成物是各种信息、物质，还是无益的想法。因此，以下是我的行动提示，它们能帮助你过上最适合自己的生活。

与光为友，而非为敌

就 24 小时的昼夜节律而言，光线是迄今为止最重要的环境因素——日出而作、日入而息让我们的身心处于最佳状态。然而，随着人造光的发明，在一天中的任何时候，我们都能如白昼般工作。我并不是在批评托马斯·爱迪生（Thomas Edison），因为电灯的发明和应用是工业革命中的一次登月计划，它刺激了世界各地的经济，并提高了数十亿人的生活水平。但就像我们创造的许多工具一样，人类往往滥用美好的事物。在当前喧嚣忙碌的社会，我们发现，我们根本无法把电灯关掉。现在，我们白天大部分时间都在室内使用人造光，人造光与自然光具有不同的性质，向我们的大脑输入的是不同的信号。研究发现，人造光对我们个人、周围的环境和我们的健康都有影响。长期以来，我们主要关注睡眠障碍和季节性情感障碍（SAD），但我们越来越多地了解到，自然光不足可能是导致各种心理和身体健康状况的长期因素。

你有 SAD 吗？作为小 T 创伤的季节性情感障碍

一到夜幕降临时，季节性情感障碍就会成为人们津津乐道的疾病。但人们仍然对它是否“真实存在”争论不休。SAD 是复发性重度抑郁症的一个子类别，因与特定季节的关联程度而有不同种类。大多数报告季节性抑郁症的人都在冬季出现症状，但大约 10% 的病例似乎与夏季有关。要被诊断为 SAD，你的症状需要有一个明确的起点和终点，会根据季节而发生变化，并且持续多年，此外，在一年的其他时间没有症状的情况至少要持续两年。

虽然一些研究表明，自然光和情绪之间存在联系，但其生理机制仍有待研究。我们知道阳光确实会影响褪黑素和血清素的产生，从而影响睡眠 / 觉醒周期（昼夜节律），糟糕的睡眠质量往往会导致起床时心情不好。事实上，当进一步深入研究时，美国的研究报告称，只有1%的佛罗里达州人患有SAD，而阿拉斯加人的这一比例为9%。然而，挪威和冰岛等国的研究人员发现，这些国家冬季白昼极短，很少有SAD病例。那到底是怎么回事呢？好吧，这可能更多地与我们的期望和社会信念有关——在美国，炎热、晴朗的天气通常与幸福等"好"的感觉有关，但在斯堪的纳维亚半岛国家，那里的气候非常稳定，因此，人们会更加欣赏昼短夜长的季节。世界不同地区应对严寒气候的方式也可能是一个因素——挪威语"friluftsliv"可以直接翻译为"自由空气式的生活"，无论天气如何，我们都拥抱户外生活。因此，在某种程度上，SAD可能与我们的信念有关——这些信念是我们一生中建立起来的，因此形成了一种小T创伤。

我认为下一代可穿戴健康监护仪将与此有关——如果看到身体上安装了自然光传感器，我不会感到惊讶，它将数据传送到你的智能手机，并向你发出警报，提醒你到外面吸收一些自然光。但你并不需要等待这项技术的到来——相反，请确保自己每天都到户外活动，即使只有20分钟左右，也可以补充你体内的维生素D，从而促进你的情绪健康。

REST[1] 的艺术

较之睡眠，休息对生活质量的影响稍逊一筹。英国杜伦大学（Durham University）的研究人员调查了来自 134 个国家的 1.8 万多人，调查他们每天休息的时间和方式。意料之中的是，超过三分之二的受访者表示，他们想要获得更多的休息。研究人员还发现，休息较少的人总体幸福感较低。

高要求的工作、上有老下有小的护理责任、和朋友聚会、找点乐子和应对日常生活，所有这一切构成了这个喧嚣的社会。我们不只是在蜡烛两头烧，我们把整个蜡烛都扔进了熊熊大火里，最后地板上剩下的是一堆乱糟糟的蜡滴。或者说，这至少是现代生活在周末时给人的感觉！

但种种社会规范、他人的期望和各种标签也会制造小 T 创伤，往往让我们无法休息—— 一位明显筋疲力尽的客户告诉我，不管她有多累，如果白天休息，她就认为自己“很懒惰”。然而，如果我们转向自然界——我们是其中的复杂一员——就会清楚地看到，大自然知道如何休息。四季轮换，昼夜交替，与此同时，我们的环境也自然而然地不断再生、恢复，并自我更新。

同样地，在我们的日常生活中安排休息时间也很重要。这

① REST，Restore Energy with Space and Time。——译者注

并不一定意味着睡觉或打盹，而是让我们“关闭”生活中的压力源，进行其他活动，如阅读、听音乐，或花时间与大自然相处。

休息：通过时空恢复能量

我喜欢用上面的助记方法简要地提醒自己如何休息，它提醒我采取积极的休息方式——我们需要投入空间和时间来实现复原，就像为了某项工作或实现某个目标，我们需要投入宝贵的资源一样。虽然在日常生活中，我们很难抽出时间，但这些建议只需要花费几分钟，并且可以作为“时间碎片”的一部分——我们那些碎片时间，往往被无意识的鼠标滚动和点击所填满。我们都需要不同类型的休息，来感受深度恢复并重焕生机，阐明这一点很有用。

身体上的休息——这是最明显的一类，但这并不仅意味着睡觉或被动地坐着——呼吸练习（见第 1 章和第 4 章）有助于激活副交感神经系统，使身体进入“休息和消化”状态。此外，如果你长期伏案工作，那么身体上的休息就是让你的身体从导致疼痛和不适的持续静态坐姿中得到休息，比如轻柔地在办公桌前伸展一下身体，或者每隔一个小时从座位上站起来，活动一下。然而，如果你的身体日常都保持活动状态，那么让身体处于静止状态就会起到休息的作用。

精神上的休息——“脑雾”（brain fog）是目前的普遍问题。精神上的休息就是不要一心多用，而是专注于一项任务。关掉应用程序和手机提醒，退出电子邮件账户，关上门，这样你就可以留出大量的时间专注一项任务。这需要一些练习，因为我们中的许多人，都根深蒂固地相信一心多用的神话——但这是值得努力的。

社交上的休息——社交上的休息并不一定意味着要独处——当然如果你需要独处，也可以——而是花时间和那些不需要装样子的人在一起，你可以完全做自己。这些人是你的充电器，因此请好好珍惜他们！重要的是，有时这些人只是我们的熟人，而不一定是我们的亲人，因为与那些泛泛之交的人在一起，我们往往更容易做自己。

感官上的休息——人们都需要不同程度的感官刺激，与其他人相比，我们这些高度敏感的人（第 9 章）可能需要更多的安静时间。只需在白天花点时间闭上眼睛，让眼睛得到休息，就会有所帮助。再说一次，这并不是说要关禁闭，因为我们在大自然中接受的人工感官输入较少，也能让人放松。

情绪上的休息——注意生活中那些耗尽你情绪能量的情绪吸血鬼，限制（或者完全切断）和这些人相处的时间。第2章中的练习也将有助于滋养你的情绪生物群落，并让你从不安的情绪中获得喘息的机会。

创意性的休息——如今我们的大脑在分析工作上花费了太多时间，以至于很少有人有机会培养自己的创意能力。在参观了我最喜欢的画廊后，我感到充满创造力，并尽量定期安排时间去参观。如果你无法做到这一点，或者这不是你的爱好，给自己腾出时间和空间，每天涂鸦三次，每次五分钟。成人彩绘也能让人放松，尤其是绘制复杂的曼陀罗图案。

灵性上的休息——你并不需要具有宗教信仰，才能从灵性放松中获益。感受到自己和所处的世界融合是一个秘密，通过帮助他人可以实现这种感觉。事实上，我们知道，帮助我们的人类同胞可以增加我们自己的幸福感，因为这可以让我们从自我关注中解脱出来——过度地自我关注，会让人筋疲力尽。通过信仰资源让自己重获元气，从而让我们在追求人生目标的过程中获得安全感（如前文所述），这也是根据箭头对自己进行调整，会如此有益的另一个原因。

这里的诀窍是根据你的生活来调整休息时间——你所需的休息方式可能与你的伴侣、朋友和家人不同，所以尊重个性化的方式是获得真正休息的关键。

食用有机食物，让你的身体运动起来

虽然这不是一本营养学或健身书籍，但如果不讨论我们摄取的食物以及消耗能量的方式对我们心理免疫系统产生的影响，那将是一个重大的疏漏——所以我粗浅的意见是：

食用有机食物，让你的身体运动起来。

市面上有更多的饮食方法，多得不计其数。减肥行业是新冠疫情期间唯一实现增长的健康产业之一，就像我们的腰围一样，它一直在增长。因此，食品公司出于现实的经济需求进行宣传，这让我们对该吃什么不该吃什么无所适从。人们对饮食的有效性进行了诸多研究，在我看来，可以总结如下：尽量食用看起来接近自然形态的东西。其实就是这么简单——新鲜采摘的水果和蔬菜、坚果和种子、某些新鲜的鱼类和白肉（如果你吃肉的话）就是安全的选择。当然，如果你有医学上的考量，情况可能会有所不同，但在这个问题上花费大量的脑力似乎是没有必要的。如果你的曾祖母能够识别它，那就没问题！然而，如果它是一种过度加工的转基因食品，就避免或尽量少食用。

除此之外，请记住，人类并没有进化到一天 24 小时夜以继日吃东西的程度。史前时代没有基于应用程序的外卖服务，所以在每天 24 小时的周期内，我们要禁食很长时间，当食物稀缺时，禁食时间可能会更长。我们肠道中的数万亿微生物，都需要一定的时间来完成自己的工作，我们需要为它们创造出这样的环境，因此，我们应该在晚上禁食至少 11 到 12 小时。事实上，“早餐”（breakfast）这个词的意思就是：打破（break）你的夜间禁食（fast）。

此节的第二部分是关于运动的——我特意使用“运动”（movement）这个词，因为“练习”（exercise）可能含有各种与小 T 创伤相关的含义！正如我所说的，人类的身体并没有进化到适应每天伏案工作的状态——我们需要运动来保持身心健康，但这并不意味着每天要去健身两小时（当然，除非你乐意如此！）。一个简单的思考方法是：

- 如果你可以坐着做某件事，你能否站着做这件事？例如，与计算机相关的工作：你可以站着工作吗？如果答案是否定的，那也没问题——问一下也是值得的。

- 如果你能站着做某件事，你能一边步行一边做这件事吗？例如打电话——你可以边走边打电话吗？

步行的美妙之处在于它有助于保持身心健康，你甚至不需要刻意为之，它就能产生效果。爱荷华州立大学（Iowa State University）的研究人员发现，人们步行的地点或原因并不重要，只要站起来，将一只脚放在另一只脚前面，就能使我们的身心感觉更好。

步行是增加日常运动量最简单的方法之一，它确实能给你带来改变。我们往往被数字所迷惑，但每天一万步只是对理想步行数量的猜测——现在我们知道，实际数字更接近七千步，但我仍然认为，最重要的一点就是要让自己运动起来。如果你能定期挑战自己的身体，提高心率，让自己稍微气喘吁吁，就会发现，你的健康水平和整体状况都能有所改善。

连接是必不可少的

我们需要人际连接，这是确凿无疑的。在第 1 章中，我们强调了孤独流行病以及它对身心健康的危害。作为社会性动物，我们在进化中形成群居的生活方式，尽管现在我们不一定需要其他人来提供食物、住所，从而避免敌人和野兽的伤害，但我们仍然需要他人来加强我们的归属感，从他人那里获得社会性支持，并总是将他人作为实现人生目标的载体。因此，拥有这样的连接感不仅有利于我们的情绪健康，还绝对有利于我们的整体健康。人际连接不一定需要进行一场深刻而有意义的马拉松式谈话；即使是在等候公交车或在收银台时与人聊天，这样的小小互动也能帮助我们感到彼此之间的连接。虽然一开始这可能会让人觉得尴尬，但请注意，经过一番寒暄后，我们往往会低估自己被人喜欢的程度——这种现象称为“喜爱偏差”（liking gap）。

如果你能和别人面对面交流当然很好，但有时这是不可能的。通过电话交谈，即使只是一些鸡毛蒜皮的事情（比如天气），也能营造出与人同舟共济的感觉。在现代社会，我们有许多与人接触的方式，但是我们要警惕社交媒体——研究告诉我们，被动地点赞或在没有互动的情况下浏览页面，会导致情绪低落和缺乏信心。好好利用这些奇妙的技术工具，真诚地与亲朋好友，甚至是有共同兴趣的人建立连接，并进行交流。无论你喜欢什么，无论多么抽象，在网上都能找到相应的资料——我保证。

以动物或植物作为替代

好吧，作为动物爱好者，我有点偏见，但有数据表明，与动物共处有助于我们感受到与另一个生物的连接。对于那些喜欢猫的人来说，研究表明，猫的呼噜声有助于激活我们固有的“休息和消化”副交感神经系统，从而降低压力水平。让人感到惊奇的是，观看猫咪的视频也有益处——事实上，现在有一些人就举办活动，聚集在一起观看猫咪的视频！有证据表明，在空闲时间观看猫咪短片的人，总体上感觉更积极，精力也更充沛。但最重要的是，动物也能给我们带来连接感。因此，如果出于某种原因你无法与人交流，请考虑花点时间与其他动物共处——猫、狗、爬行动物等！我甚至要说，即使是照料植物，也能创造一种平静的感觉，因为研究表明，与室内植物互动可以缓解压力。

每天培养感恩之心

我和我的伴侣每天晚上都会培养感恩之心，但你可以在一天中的任何时间进行感恩练习。然而，我认为在每天的固定时间进行练习是很有用的，这样就会成为一种习惯。在积极心理学领域，大量研究发现，培养稳定的感恩意识可以增强幸福感，并让我们对生命有更广阔的视野。 这种技巧非常简单，以至于人们很难相信它真的有效——但我经常这样建议，当几个月后我进行跟进时，人们的看法确实发生了变化。传统上，心理学家和治疗师建议你想出三件让自己心存感恩的事情——这些不必是重大的积极生活事件，例如生孩子或找到新工作，也可以是生活中的小事。但是，我和我的伴侣列出了五件事，因为我们感恩的前两件事一直是相同的——彼此和家庭。但除这两件事之外，我们感恩的事情都是微不足道的，比如在公园里愉快地散步，或者在工作中受到夸奖。你可以感恩任何事情，因为这种方法是在重新训练你的大脑，让你看到生活中的美好事物——正如我们在第 4 章中看到的那样，我们天生就会在环境中寻找威胁到自己生存的事物，所以想要发现生命中积极的事物，确实需要付出更多努力。但这些积极事物确实存在，尽管很琐碎。

为什么你不必首先爱自己……

你不必等到首先爱自己，然后再做以上这一切——我遇到过很多人，他们觉得只有“首先爱自己”，才能采取行动。这种想法看似充满善意，但是却让人们感到孤立和孤独，并陷入等待中，直到他们体验到爱自己的奇妙时刻。但是，如果你在早期生活中没有得到无条件的爱，那么爱自己可能会非常困难，因为你没有形成那种爱的模式（见第 8 章）。通过我自身的经验，我怀着慈悲之心告诉你，先要爱自己并不是最伟大的爱，而是一个最大的神话。治疗、咨询或让某人先来爱你，这些都有所裨益。所以请不要等待，开启治疗或咨询之旅吧，因为通过它，你将会不知不觉地向自己展示爱。

你可以从善待自己开始——并在此过程中保持年轻！

善意不需要任何代价——嗯，不需要花钱——但许多人确实发现善待自己是一项挑战，这比慷慨和慈悲地对待他人要困难得多。如果你还没有学会爱自己，那么从善待自己开始会很有帮助，因为一些有趣的研究表明，善待自己能让时光倒流，让我们保持年轻。端粒长度是生物衰老的标志，一项研究观察了不同人群的端粒长度，其中一组人练习了类似于第 7 章的慈心冥想，另一组人没有练习。研究人员发现，练习过慈心冥想的人的相对端粒长度比对照组的人长——端粒会随着年龄的增长而缩短，与较早死亡有关。因此，即使有些时候你可能不会爱自己，但是，培养善待自己的感觉是这个处方的核心所在。

生活是一场马拉松，不是短跑——但你必须参与其中

在本书即将结束的时候，我想衷心鼓励大家利用自己所学的知识，跃入未知的深渊——它通常没有我们想象的那么可怕。

即使遇到了其他的小 T 创伤，你现在已经有了一个工具库，也具有情绪抗体和各种技巧，可以从容应对生活不得不面对的困境。但如果你仍然感到紧张，这里还有最后一个练习……

练习："差点错过了！"日记

你是否曾经回顾自己的一周，发现几乎无法回忆起任何值得注意的事情？如果我们一直沉浸在自己的思绪中，可能会错过生活中的很多东西。我在这里的建议是花上一个星期时间，全身心地投入这个世界，通过写一篇"差点错过了！"的日记，记录如果你在自己的思维黑洞中走得太远，就会错过的事情。这些通常是琐碎而平凡的，但的是非常有意义的事情，例如阴天后的阳光，你在咖啡厅听到母子之间的温馨对话，或者任何让生活变得有趣的小事。

生活其实都是由细小的事情组成的——无论是微小的创伤，还是平凡生活中出现的奇妙的时刻。要去坚持什么、放弃什么，这完全是我们自己的选择。

梅格博士的日志提示：创造美好幸福的生活

1. 当你在做某件事的时候，是什么让你觉得精神焕发？

2. 如果你无法改变生活中的某些事情，你可以通过何种方式与其和平共处？

3. 如果不是现在，要等到什么时候？

最后的话……

我想感谢你们和我一起踏上这个寻找小 T 创伤的征程。我写这本书的原因之一，是让更多的人感受到并被看见——你也可以为此做出自己的贡献。如果你不介意的话，请通过网络加上话题“#tinyt”分享你的小 T 创伤。你可以 @tinytraumasbook，或 @ 我在 Insta 上的账户 drmegarroll。我们对小 T 创伤的关注越多，就越容易谈论和处理这种低层次但又非常棘手的创伤。再次感谢大家，祝大家在接下来的人生旅程中一切顺利。

致谢

当我第一次向我的经纪人、迷人的多莉（Dorie）透露我对小 T 创伤的想法时，她正请我在皮卡迪利（Piccadilly）的沃尔斯利（Wolseley）餐厅喝下午茶（竟然还有泡泡！）。大家知道，那个古色古香的餐厅很像是《哈利波特》中的场景，这正是我小时候想象中的伦敦。我之所以提到这一点，是因为当我提到人们认为这种累积的创伤“还不够糟糕”，不需要照顾，不值得关注，因此常常忽视它们时，我看到我那可爱的经纪人眼睛闪闪发亮，我忐忑不安的心激动不已。我们才刚开始合作，此时在这种电影般美轮美奂的大厅里，我知道我的直觉是正确的：世界需要知道小 T 创伤。因此，我内心欢呼雀跃，我要衷心感谢我的文学经纪人多莉・西蒙兹（Dorie Simmonds）对我和小 T 创伤的信任——我之前的图书出版都很顺利，但我们会再接再厉，一起对抗全球流行的心理健康问题。

我同样要感谢尼尔・莫迪（Neil Mordey）和泡泡宝宝

（Boobah）对我的支持，他们都实时地证明了我的假设“你不必首先爱自己”，并证明了无数的拥抱和“真挚的爱”（tru wuv）确实可以让一个枯萎的灵魂恢复生机。你们是我的一切 # sofronge。如果遗漏了我的好朋友泰莎·莱西（Tessa Lacey），那是不对的——你是我每天的灵感来源，就像尼尔和泡泡宝宝一样，你是在波涛汹涌的大海中指引我回家的灯塔。此外，我还要感谢我的大妹妹艾米·罗伊（Amy Roy），她让我 24 小时都沉浸在对 20 世纪 80 年代的怀旧中——说实话，如果不是她每天不断地给我提供怀旧话题，我该怎么办？

我还要真诚地感谢其他人，包括莉迪亚·古德（Lydia Good）、索森斯出版社（Thorsons）和哈珀－柯林斯出版社（Harper-Collins）的团队，以及令人激赏的健康记者，我有幸与他们成为朋友。我的前任合著者路易丝·阿特金森（Louise Atkinson）教我如何让行文变得更加简洁，传播学专家马尔斯·韦伯（Mars Webb）和茱莉亚·钱皮恩（Julia Champion）帮助我宣传小 T 创伤的概念。感谢我的导师希柏恩·奥莱尔登（Siobhain O’Riordan）博士——你在教练心理学上拥有百科全书般的知识，我向你致敬！但我也非常感谢您热情的鼓励和支持，相较工作，你在生活中对我的帮助更多。从这个意义上说，我还要感谢我的私人治疗师大卫·史密斯（David Smith），你在这段旅程中真正地鼓舞和指导了我——谢谢你。

说到动机——詹妮弗·肯尼迪（Jennifer Kennedy），我不知道为何你的言语总是这么恰当，但你是迄今为止最好的啦啦队长！我还要感谢我的家庭朋友夏洛特·史密斯（Charlotte Smyth），当年她在沙漠中认识了我这个邋遢、害羞的女孩，她也在很多方面支持我（通常伴随着蛋糕！）——毫无疑问，你不是家人，却胜似家人。

我想再次向全世界介绍我那可爱的父亲格雷厄姆·金霍恩·阿罗（Graham Kinghorn Arroll），他在第一波新冠疫情初期离开了我们。在坚韧不拔地经历了那么多年的艰难困苦后，你离我们而去，这让我备受折磨。这本书专门献给你，也是为了纪念你一直以来给予我坚定并且是无条件的爱。你遭受了许多痛苦，但我非常希望，通过你与生命的种种搏斗，我能够让人们看到心理健康挑战的方方面面。我爱你，爸爸。

最后，对于每个在心理健康方面被忽视、感到羞耻、被边缘化和遭受煤气灯效应操纵的人来说，你的生活经历和小 T 创伤集群与你自己一样独特——但你并不孤单。让我们多多谈论小 T 创伤吧，这样人们就会无视它的存在，从而为更好地理解和治疗心理健康问题铺平道路。

参考文献

1 Holmes, T. H. and Rahe, R. H. 'The social readjustment rating scale', *Journal of Psychosomatic Research*, 11(2) (1967), pp. 213-18.

2 Lackner, J. M., Gudleski, G. D. and Blanchard, E. B. 'Beyond abuse: The association among parenting style, abdominal pain, and somatization in IBS patients', *Behaviour Research and Therapy*, 42(1) (2004), pp. 41-56.

3 Bretherton, I. 'The origins of attachment theory: John Bowlby and Mary Ainsworth', *Developmental Psychology*, 28(5) (1992), p. 759.

4 De Schipper, J. C., Oosterman, M. and Schuengel, C. 'Temperament, disordered attachment, and parental sensitivity in foster care: Differential findings on attachment security for shy children', *Attachment & Human Development*, 14(4) (2012), pp. 349-65.

5 If you haven't seen *Ferris Bueller's Day Off*, or indeed the entire back catalogue of John Hughes films, then stop reading this book immediately and go to your nearest streaming service! So many examples of Tiny T can be found in 1980s movies ...

6 Passmore, H. A., Lutz, P. K. and Howell, A. J. 'Eco-anxiety: A cascade of fundamental existential anxieties', *Journal of Constructivist Psychology* (2022), pp. 1-16, DOI: 10.1080/10720537.2022.2068706.

7 Seligman, M. E. *The Hope Circuit: A Psychologist's Journey from Helplessness to Optimism*, Hachette UK, 2018.

8 Layard, P. R. G. and Layard, R. *Happiness: Lessons from a New Science*, Penguin UK, 2011.

9 Agarwal, S. K., Chapron, C., Giudice, L. C., Laufer, M. R., Leyland, N., Missmer, S. A., Singh, S. S. and Taylor, H. S. 'Clinical diagnosis of endometriosis: A call to action', *American Journal of Obstetrics and Gynecology*, 220(4) (2019), pp. 354-364.

10 Chen, E. H., Shofer, F. S., Dean, A. J., Hollander, J. E., Baxt, W. G., Robey, J. L., Sease, K. L. and Mills, A. M. 'Gender disparity in analgesic treatment of emergency department patients with acute abdominal pain', *Academic Emergency Medicine*, 15(5) (2008), pp. 414-18.

11 Diener, E., Seligman, M. E., Choi, H. and Oishi, S. 'Happiest people revisited', *Perspectives on Psychological Science*, 13(2) (2018), pp. 176-84.

12 Brickman, P., Coates, D. and Janoff-Bulman, R. 'Lottery winners and accident victims: Is happiness relative?', *Journal of Personality and Social Psychology*, 36(8) (1978), p. 917.

13 Kraft, T. L. and Pressman, S. D. 'Grin and bear it: The influence of manipulated facial expression on the stress response', *Psychological Science*, 23(11) (2012), pp. 1372-8.

14 Wilkes, C., Kydd, R., Sagar, M. and Broadbent, E. 'Upright posture improves affect and fatigue in people with depressive symptoms', *Journal of Behavior Therapy and Experimental Psychiatry*, 54 (2017), pp. 143-9.

15 Keyes, C. L. 'The mental health continuum: From languishing to flourishing in life', *Journal of Health and Social Behavior* (2002), pp. 207-22.

16 Affleck, W., Carmichael, V. and Whitley, R. 'Men's mental health: Social determinants and implications for services', *The Canadian Journal of Psychiatry*, 63(9) (2018), pp. 581-9.

17 Check permissions in Lomas, T. 'Towards a positive cross-cultural lexicography: Enriching our emotional landscape through 216 "untranslatable" words pertaining to well-being', *The Journal of Positive Psychology* (2016), pp. 1-13. doi: 10.1080/17439760.2015.1127993.

18 Jiang, T., Cheung, W. Y., Wildschut, T. and Sedikides, C. 'Nostalgia, reflection, brooding: Psychological benefits and autobiographical memory functions', *Consciousness and Cognition*, 90 (2021). doi: 10.1016/j.concog.2021.103107.

19 Cheung, W. Y., Wildschut, T., Sedikides, C., Hepper, E. G., Arndt, J. and Vingerhoets, A. J. 'Back to the future: Nostalgia increases optimism', *Personality and Social Psychology Bulletin*, 39(11) (2013), pp. 1484-96.

20 Sedikides, C., Leunissen, J. and Wildschut, T. 'The psychological benefits of music-evoked nostalgia', *Psychology of Music* (2021). doi: 10.1177/03057356211064641.

21 Cheung, W. Y., Hepper, E. G., Reid, C. A., Green, J. D., Wildschut, T. and Sedikides C. 'Anticipated nostalgia: Looking forward to looking back', *Cognition and Emotion*, 34(3) (2020), pp. 511-25, doi: 10.1080/02699931.2019.1649247.

22 Vervliet, B. and Boddez, Y. 'Memories of 100 years of human fear conditioning research and expectations for its future', *Behaviour Research and Therapy*, 135 (2020), pp. 1-9.

23 Pittman, C. M. and Karle, E. M. *Rewire Your Anxious Brain: How to Use the Neuroscience of Fear to End Anxiety, Panic, and Worry*, New Harbinger Publications, 2015.

24 Rozlog, L. A., Kiecolt Glaser, J. K., Marucha, P. T., Sheridan, J. F. and Glaser, R. 'Stress and immunity: Implications for viral disease and wound healing', *Journal of Periodontology*, 70(7) (1999), pp. 786-92.

25 Scholey, A., Haskell, C., Robertson, B., Kennedy, D., Milne, A. and Wetherell, M. 'Chewing gum alleviates negative mood and reduces cortisol during acute laboratory psychological stress', *Physiology & Behavior*, 97(3-4) (2009), pp. 304-12.

26 Gallup, A. C. and Eldakar, O. T. 'The thermoregulatory theory of yawning: What we know from over 5 years of research', *Frontiers in Neuroscience*, 6 (2013), p. 188.

27 DeBoer, L. B., Powers, M. B., Utschig, A. C., Otto, M. W. and Smits, J. A. 'Exploring exercise as an avenue for the treatment of anxiety disorders', *Expert Review of Neurotherapeutics*, 12(8) (2012), pp. 1011-22.

28 Powers, M. B., Asmundson, G. J. and Smits, J. A. 'Exercise for mood and anxiety disorders: The state-of-the science', *Cognitive Behaviour Therapy*, 44(4) (2015), pp. 237-9.

29 Stonerock, G. L., Hoffman, B. M., Smith, P. J., and Blumenthal, J. A. 'Exercise as Treatment for Anxiety: Systematic Review and Analysis.' Annals of behavioral medicine: a publication of the Society of Behavioral Medicine vol. 49,4 (2015): 542-56. DOI: 10.1007/s12160-014-9685-9.

30 Abramowitz, J. S., Deacon, B. J. and Whiteside, S. P., *Exposure Therapy for Anxiety: Principles and Practice*, Guilford Publications, 2019.

31 Burcaş, S. and Creţu, R. Z. 'Perfectionism and neuroticism: Evidence for a common genetic and environmental etiology', *Journal of Personality*, 89(4) (2021), pp. 819-30.

32 Lopes, B. and Yu, H. 'Who do you troll and why: An investigation into the relationship between the Dark Triad Personalities and online trolling behaviours towards popular and less popular Facebook profiles', *Computers in Human Behavior*, 77 (2017), pp. 69-76.

33 Avast, 2021. 'Avast Foundation survey reveals trolling becoming an accepted behaviour for younger generations'. Available at: https://press.avast.com/en-gb/avast-foundation-survey-reveals-trolling-becoming-an-accepted-behaviour-for-younger-generations?_ga=2.256764171.1422491308.1638966148-989583476.1638875314 (Accessed: 29/05/2022).

34 Cheng, J., Bernstein, M., Danescu-Niculescu-Mizil, C. and Leskovec, J. 'Anyone can become a troll: Causes of trolling behavior in online discussions', in Proceedings of the 2017 ACM Conference on Computer Supported Cooperative Work and Social Computing (February 2017), pp. 1217-30.

35 Suler, J. 'The online disinhibition effect', *International Journal of Applied Psychoanalytic Studies*, 2(2) (2005), pp. 184-8.

36 Rosenbaum, D. A., Fournier, L. R., Levy-Tzedek S., et al. 'Sooner rather than later: Precrastination rather than procrastination. *Current Directions in Psychological Science*, 28(3) (2019), pp. 229-33, doi:10.1177/0963721419833652.

37 Wiehler, A., Branzoli, F., Adanyeguh, I., Mochel, F. and Pessiglione, M. 'A neuro-metabolic account of why daylong cognitive work alters the control of economic decisions', *Current Biology*, 32(16) (2022) pp. 3564-75.e5. doi: 10.1016/j.cub.2022.07.010.

参考文献

38 STEM is an acronym for the professional fields of science, technology, engineering and mathematics.

39 Sakulku, J. 'The impostor phenomenon', *The Journal of Behavioral Science*, 6(1) (2011), pp. 75–97.

40 Gravois, J. 'You're not fooling anyone', *Chronicle of Higher Education*, 54(11) (2007).

41 Bernard, D. L., Hoggard, L. S. and Neblett, E. W. Jr. 'Racial discrimination, racial identity, and impostor phenomenon: A profile approach', *Cultural Diversity and Ethnic Minority Psychology*, 24(1), (2018), pp. 51–61.

42 Cokley, K., Awad, G., Smith, L. et al. 'The roles of gender stigma consciousness, impostor phenomenon and academic self-concept in the academic outcomes of women and men', *Sex Roles*, 73 (2015), pp. 414–26; https://doi.org/10.1007/s11199-015-0516-7.

43 Bravata, D. M., Watts, S. A., Keefer, A. L., Madhusudhan, D. K., Taylor, K. T., Clark, D. M. and Hagg, H. K. 'Prevalence, predictors, and treatment of impostor syndrome: A systematic review', *Journal of General Internal Medicine*, 35(4) (2020), pp. 1252–75.

44 Sue, D. W. *Microaggressions in Everyday Life: Race, Gender, and Sexual Orientation*, John Wiley & Sons, 2010.

45 Feiler, D. and Müller-Trede, J. 'The one that got away: Overestimation of forgone alternatives as a hidden source of regret', *Psychological Science*, 33(2) (2022), pp. 314–24.

46 Carney, D. R., Cuddy, A. J. and Yap, A. J. 'Power posing: Brief nonverbal displays affect neuroendocrine levels and risk tolerance', *Psychological Science*, 21(10) (2010), pp. 1363–8.

47 Kerr, M. and Charles, N. 'Servers and providers: The distribution of food within the family', *The Sociological Review*, 34(1) (1986), pp. 115–57.

49 10 = Starving (weak, dizzy); 9 = Ravenous (irritable, low energy); 8 = Very hungry (stomach rumbling, preoccupied with food); 7 = Slightly hungry (thinking about food); 6 = Neutral (neither hungry nor full); 5 = Slightly full (pleasantly satisfied); 4 = Full (somewhat uncomfortable); 3 = Very full (bloated, trousers feeling tight); 2 = Overly full (very bloated and slightly nauseous); 1 = Full to the point of pain (painfully bloated and feeling extremely sick).

50 Parker, G., Parker, I. and Brotchie, H. 'Mood state effects of chocolate', *Journal of Affective Disorders*, 92(2) (2006), pp. 149–59.

51 Cota, D., Tschöp, M. H., Horvath, T. L. and Levine, A. S. 'Cannabinoids, opioids and eating behavior: The molecular face of hedonism?', *Brain Research Reviews*, 51(1) (2006), pp. 85–107.

52 Brouwer, Amanda M. and Mosack, Katie E. 'Motivating healthy diet behaviors: The self-as-doer identity', *Self and Identity*, 14(6) (2015), p. 638.

53 Skorka-Brown, J., Andrade, J., Whalley, B. and May, J. 'Playing Tetris decreases drug and other cravings in real world settings', *Addictive Behaviors*, 51 (2015), pp. 165–70.

54 Hung, I. W. and Labroo, A. A. 'From firm muscles to firm willpower: Understanding the role of embodied cognition in self-regulation', *Journal of Consumer Research*, 37(6) (2011), pp. 1046–64.

55 Please forgive me as these are very simplified versions of complex and intricate stories!

56 Stein, H., Koontz, A. D., Allen, J. G., Fultz, J., Brethour, J. R., Allen, D., Evans, R. B. and Fonagy, P. 'Adult attachment questionnaires: Disagreement rates, construct and criterion validity', Topeka, Kansas, The Menninger Clinic Research Dept, 2000.

57 Cohen, S., Janicki-Deverts, D., Turner, R. B. and Doyle, W. J. 'Does hugging provide stress-buffering social support? A study of susceptibility to upper respiratory infection and illness', *Psychological Science*, 26(2) (2015), pp. 135–47.

58 Hodgson, K., Barton, L., Darling, M., Antao, V., Kim, F. A. and Monavvari, A. 'Pets' impact on your patients' health: Leveraging benefits and mitigating risk', *The Journal of the American Board of Family Medicine*, 28(4) (2015), pp. 526–34.

59 Parrott, W. G. and Smith, R. H. 'Distinguishing the experiences of envy and jealousy', *Journal of Personality and Social Psychology*, 64(6) (1993), p. 906.

60 Dunbar, R. *How Many Friends Does One Person Need? Dunbar's Number and Other Evolutionary Quirks*, Faber & Faber, 2010.

61 Grusec, J. E. 'Social learning theory and developmental psychology: The legacies of Robert R. Sears and Albert Bandura', in R. D. Parke, P. A. Ornstein, J. J. Rieser and C. Zahn-Waxler (eds), *A Century of Developmental Psychology*, American Psychological Association, 1994, pp. 473–97.

62 McGill, J. M., Burke, L. K. and Adler-Baeder, F. 'The dyadic influences of mindfulness on relationship functioning', *Journal of Social and Personal Relationships*, 37(12) (2020), pp. 2941–51.

63 Cunnington, D., Junge, M. F. and Fernando, A. T. 'Insomnia: Prevalence, consequences and effective treatment', *The Medical Journal of Australia*, 199(8) (2013), S36–40. doi: 10.5694/mja13.10718.

64 Hirshkowitz, M., Whiton, K., Albert, S. M., Alessi, C., Bruni, O., DonCarlos, L., Hazen, N., Herman, J., Katz, E. S., Kheirandish-Gozal, L. and Neubauer, D. N. 'National Sleep Foundation's sleep time duration recommendations: Methodology and results summary', *Sleep Health*, 1(1) (2015), pp. 40–3.

65 Herzog-Krzywoszanska, R. and Krzywoszanski, L. 'Bedtime procrastination, sleep-related behaviors, and demographic factors in an online survey on a Polish sample', *Frontiers in Neuroscience* (2019), p. 963.

66 Sturm, R. and Cohen, D. A. 'Free time and physical activity among Americans 15 years or older: Cross-sectional analysis of the American Time Use Survey', *Preventing Chronic Disease* (2019), p. 16.

67 Schulte, B. *Overwhelmed: How to Work, Love, and Play When No One Has the Time*, Macmillan, 2015.

68 Sjöström, S. 'Labelling theory', in *Routledge International Handbook of Critical Mental Health*, Routledge, 2017, pp. 15–23.

69 Aron, E. N. *The Highly Sensitive Person: How to Thrive When the World Overwhelms You*, New York, Harmony Books, 1997.

70 Lionetti, F., Aron, A., Aron, E. N., Burns, G. L., Jagiellowicz, J. and Pluess, M. 'Dandelions, tulips and orchids: Evidence for the existence of low-sensitive, medium-sensitive and high-sensitive individuals', *Translational Psychiatry*, 8(1) (2018), pp. 1–11.

71 Domhoff, G. W. 'The content of dreams: Methodologic and theoretical implications', *Principles and Practices of Sleep Medicine*, 4 (2005), pp. 522–34.

72 Cartwright, R. D. *The Twenty-four Hour Mind: The Role of Sleep and Dreaming in Our Emotional Lives*, Oxford University Press, 2010.

73 https://sleepeducation.org/sleep-caffeine/.

74 Schmidt, R. E., Courvoisier, D. S., Cullati, S., Kraehenmann, R. and Linden, M. V. D. 'Too imperfect to fall asleep: Perfectionism, pre-sleep counterfactual processing, and insomnia', *Frontiers in Psychology*, 9 (2018), p. 1288.

75 Akram, U., Ellis, J. G. and Barclay, N. L. 'Anxiety mediates the relationship between perfectionism and insomnia symptoms: A longitudinal study', *PloS one*, 10(10) (2015), p. e0138865.

76 Erikson, E. H. *Insight and Responsibility*, Norton, Levinson, D. J. *The Seasons of a Man's Life*, Knopf, 1994.

77 Kim, A. M., Tingen, C. M. and Woodruff, T. K. 'Sex bias in trials and treatment must end', *Nature*, 465(7299) (2010), pp. 688–9.

78 Beery, A. K. and Zucker, I. 'Sex bias in neuroscience and biomedical research', *Neuroscience & Biobehavioral Reviews*, 35(3) (2011), pp. 565–72.

79 Doherty, M. A. 'Sexual bias in personality theory', *The Counseling Psychologist*, 4(1) (1973), pp. 67–75.

80 Jackson, M. *Broken Dreams: An Intimate History of the Midlife Crisis*, Reaktion Books, 2021.

81 Neugarten, B. L. 'Time, age, and the life cycle', *The American Journal of Psychiatry*, 136 (1979), pp. 887–94.

82 Rook, K. S., Catalano, R. and Dooley, D. 'The timing of major life events: Effects of departing from the social clock', *American Journal of Community Psychology*, 17(2) (1989), pp. 233–58.

83 Shale, S. 'Moral injury and the COVID-19 pandemic: Reframing what it is, who it affects and how care leaders can manage it', *BMJ Leader*, 4(4) (2020) pp. 224–7.

84 Panchal, S. and Jackson, E. '"Turning 30" transitions: Generation Y hits quarter-life', *The Coaching Psychologist*, 3(2) (2007), pp. 46–51.

85 O'Riordan, S., Palmer, S. and Panchal, S. 'The bigger picture: Building upon the "Developmental Coaching: Transitions Continuum"', *European Journal of Applied Positive Psychology*, 1(6) (2017), pp. 1–4.

86 Wels, H., Van der Waal, K., Spiegel, A. and Kamsteeg, F. 'Victor Turner and liminality: An introduction', *Anthropology Southern Africa*, 34(1–2) (2011), pp. 1–4.

87 Oeppen, J. and Vaupel, J. W. 'Broken limits to life expectancy', *Science*, 296(5570) (2002), pp. 1029–31.

88 Rubinstein, H. R. and Foster, J. L. '"I don't know whether it is to do with age or to do with hormones and whether it is do with a stage in your life": Making sense of menopause and the body', *Journal of Health Psychology*, 18(2) (2013), pp. 292–307.

89 Hvas, L. 'Menopausal women's positive experience of growing older', *Maturitas*, 54(3) (2006), pp. 245–51.

90 Hayes, S. C., Strosahl, K. D. and Wilson, K. G. (2011). *Acceptance and Commitment Therapy: The Process and Practice of Mindful Change* (2nd edn), Guilford Press, 2006.

91 Lee, J. and Smith, J. P. 'Work, retirement, and depression', *Journal of Population Ageing*, 2(1) (2009), pp. 57–71.

92 James, J. B., Besen, E., Matz-Costa, C. and Pitt-Catsouphes, M. 'Engaged as we age: The end of retirement as we know it', The Sloan Center on Aging and Work, *Issue Brief*, 24 (2010), pp. 1–20.

93 Chernev, A., Bӧckenholt, U. and Goodman, J. 'Choice overload: A conceptual review and meta analysis', *Journal of Consumer Psychology*, 25(2) (2015), pp. 333–58.

94 Burnett, B. and Evans, D. *Designing Your Life: Build a Life that Works For You*, Random House, 2016.

95 Chepesiuk R. 'Missing the dark: Health effects of light pollution', *Environmental Health Perspectives*, 117(1) (2009), A20–A27. https://doi.org/10.1289/ehp.117-a20.

96 Anglin, R. E., Samaan, Z., Walter, S. D. and McDonald, S. D. 'Vitamin D deficiency and depression in adults: Systematic review and meta-analysis', *The British Journal of Psychiatry*, 202(2) (2013), pp. 100–7.

97 Callard, F. 'Hubbub: Troubling rest through experimental entanglements', *The Lancet*, 384(9957) (2014), p. 1839.

98 Dalton-Smith, S. *Sacred Rest: Recover Your Life, Renew Your Energy, Restore Your Sanity*, FaithWords, 2017.

99 Piliavin, J. A. and Siegl, E. 'Health benefits of volunteering in the Wisconsin longitudinal study', *Journal of Health and Social Behavior*, 48(4) (2007), pp. 450–64.

100 Global Wellness Institute (no date). Wellness Industry Statistics & Facts. Available at: https://globalwellnessinstitute.org/press-room/statistics-and-facts/#:˜:text=The%20healthy%20eating%2C%20nutrition%2C%20%26,during%20the%20COVID%2D19%20pandemic (Accessed: 29 May 2022).

101 Longo, V. D. and Anderson, R. M. 'Nutrition, longevity and disease: From molecular mechanisms to interventions', *Cell*, 185(9) (2022), pp. 1455–70.

102 Miller, J. C. and Krizan, Z. 'Walking facilitates positive affect (even when expecting the opposite)', *Emotion*, 16(5) (2016), p. 775.

103 Boothby, E. J., Cooney, G., Sandstrom, G. M. and Clark, M. S. 'The liking gap in conversations: Do people like us more than we think?' *Psychological Science*, 29(11) (2018), pp. 1742–56.

104 Aganov, S., Nayshtetik, E., Nagibin, V. and Lebed, Y. 'Pure purr virtual reality technology: Measuring heart rate variability and anxiety levels in healthy volunteers affected by moderate stress', *Archives of Medical Science*, 18(2) (2022), p. 336.

105 'Emotion regulation, procrastination, and watching cat videos online: Who watches Internet cats, why, and to what effect?' *Computers in Human Behavior*, 52 (2015), pp. 168–76.

106 Lee, M. S., Lee, J., Park, B. J. and Miyazaki, Y. 'Interaction with indoor plants may reduce psychological and physiological stress by suppressing autonomic nervous system activity in young adults: A randomized crossover study', *Journal of Physiological Anthropology*, 34(1) (2015), pp. 1–6.

107 Wood, A. M., Froh, J. J. and Geraghty, A. W. 'Gratitude and well-being: A review and theoretical integration', *Clinical Psychology Review*, 30(7) (2010), pp. 890–905.

108 Hoge, E. A., Chen, M. M., Orr, E., Metcalf, C. A., Fischer, L. E., Pollack, M. H., DeVivo, I. and Simon, N. M. 'Loving-kindness meditation practice associated with longer telomeres in women', *Brain, Behavior, and Immunity*, 32 (2013), pp. 159–63.